Sport, körperliches Training und Osteoporose

Wolfgang Kemmler · Simon von Stengel ·
Michael Fröhlich · Daniel Schöne

Sport, körperliches Training und Osteoporose

Evidenzen, Wirkmechanismen und Empfehlungen zur optimierten Sturz- und Frakturprophylaxe

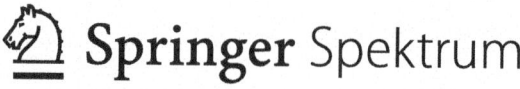

Wolfgang Kemmler
Friedrich Alexander-Universität
(FAU) Erlangen-Nürnberg und
Universitätsklinikum Erlangen
Erlangen, Deutschland

Michael Fröhlich
Rheinland-Pfälzische Technische
Universität Kaiserslautern-Landau (RPTU)
Kaiserslautern, Deutschland

Simon von Stengel
Universitätsklinikum Erlangen
Erlangen, Deutschland

Daniel Schöne
Universitätsklinikum Erlangen
Erlangen, Deutschland

ISBN 978-3-662-68063-6   ISBN 978-3-662-68064-3   (eBook)
https://doi.org/10.1007/978-3-662-68064-3

Die Deutsche Nationalbibliothek verzeichnet diese Publikation in der Deutschen Nationalbibliografie;
detaillierte bibliografische Daten sind im Internet über http://dnb.d-nb.de abrufbar.

Planung/Lektorat: Herr. Ken Kissinger
Springer Spektrum ist ein Imprint der eingetragenen Gesellschaft Springer-Verlag GmbH, DE und ist
ein Teil von Springer Nature.
Die Anschrift der Gesellschaft ist: Heidelberger Platz 3, 14197 Berlin, Germany

Das Papier dieses Produkts ist recyclebar.

Was Sie in diesem *Buch* finden können

- Evidenzen zur Relevanz körperlichen Trainings auf die Frakturprophylaxe
- Strategien der Frakturprophylaxe durch körperliches Training
- Handlungsempfehlungen für ein körperliches Training zur Frakturprophylaxe
- Kontraindikationen und Vorsichtsmaßnahmen eines körperlichen Trainings zur Frakturprophylaxe
- Settings und Bewegungsangebote im Spannungsfeld der Frakturprophylaxe

Vorwort

Das Fachbuch „Sport, körperliches Training und Osteoporose" adressiert die breite Leserschaft von Menschen, die im Handlungsfeld der Frakturprophylaxe, Osteoporose oder Sturzprävention tätig sind, aber auch interessierte Betroffene, die in die Lage versetzt werden sollen, über ein körperliches Training weitgehend unabhängig und eigenständig Frakturprophylaxe zu betreiben. Aufbau und Struktur des Buchs orientieren sich eng an einer trainingswissenschaftlichen Vorgehensweise und berücksichtigen aktuelle Evidenzen im Bereich der osteologischen Wissenschaften und Sturzforschung. Der Aufbau des Buchs gliedert sich in die folgenden, thematisch unmittelbar aufeinander aufbauenden Kapitel.

Um die Relevanz eines körperlichen Trainings zur Frakturprophylaxe zu verdeutlichen, fasst Kap. 2 die derzeitige Evidenz für positive Effekte eines körperlichen Trainings auf niedrig-traumatische und osteoporotische Hauptfrakturen im Rahmen einer systematischen Übersicht zusammen. Trotz hochrelevantem Gesamteffekt zeigt die Übersicht, dass nicht jedes Trainingsprotokoll geeignet scheint, positiven Einfluss auf die Frakturreduktion zu nehmen. Die in Kap. 3 beschriebene trainingswissenschaftliche Vorgehensweise ist für die Planung und Durchführung erfolgreicher Trainingsprotokolle zur Frakturprophylaxe wesentlich und deswegen absolut zentraler Bestandteil dieses Fachbuchs. Einige der aufgeführten Empfehlungen basieren auf aktuellen evidenzbasierten Daten, die im Rahmen der S3-Leitlinie „Körperliches Training zur Frakturprophylaxe" (AWMF Nr. 183 – 002) erhoben wurden. Kap. 4 fasst im Anschluss Empfehlungen eines körperlichen Trainings für Menschen in unterschiedlichen Frakturrisikokategorien zusammen. Kap. 5 diskutiert Kontraindikationen und zu treffende Vorsichtsmaßnahmen.

Es sei vorweggenommen, dass angesichts der großen Anzahl von Therapieoptionen, weitestgehend unabhängig von individueller Leistungsfähigkeit und Frakturrisiko, ein effektives körperliches Training möglich ist. Diese wichtige Frage für Betroffene wird im abschließenden Kapitel adressiert. Grundsätzlich liegen geeignete Angebotsstrukturen für ein körperliches Training zur Frakturprophylaxe mit wenigen Ausnahmen für nahezu alle Risikogruppen vor. Neben einer oft zu geringen Angebotsdichte kollidiert eine Teilnahme an strukturierten Programmen oder die Durchführung von Heimtrainingsprogrammen mit dem zu geringen Informationsstand bezüglich Effektivität, Umsetzung und Angebotsstruktur bei Betroffenen, aber auch Entscheidern des Gesundheitswesens. Ein

Anliegen dieses Buchs ist es daher, einen Beitrag zu einer höheren Berücksichtigung des kosteneffektiven Vehikels „körperliches Training" im Spannungsfeld der Prophylaxe von niedrig-traumatischen Frakturen zu liefern.

Erlangen   Wolfgang Kemmler
Kaiserslautern   Michael Fröhlich
Erlangen   Simon von Stengel
Nürnberg   Daniel Schöne
22.07.2023

Inhaltsverzeichnis

Über die Autoren

Prof. Dr. Wolfgang Kemmler ist Leiter des Osteoporose-Forschungszentrums am Institut für Radiologie, Universitätsklinikum Erlangen. Schwerpunkt seiner Forschungstätigkeit sind klinische Studien mit Schwerpunkt körperliches Training, alternative Trainingstechnologien und gesundheitliche Risikofaktoren unter besonderer Berücksichtigung muskuloskeletaler Erkrankungen. Seine Forschungsgruppe überarbeitet derzeit die S3-Leitlinie „Körperliches Training zur Frakturprophylaxe".

Prof. Dr. Michael Fröhlich leitet die Arbeitsgruppe Sportwissenschaft mit dem Schwerpunkt Bewegungs- und Trainingswissenschaft im Fachgebiet Sportwissenschaft an der Rheinland-Pfälzischen Technischen Universität Kaiserslautern-Landau. Seine Schwerpunkte in Lehre und Forschung liegen in der evidenzbasierten Trainingswissenschaft mit einem forschungsmethodischen Schwerpunkt sowie im Bereich digitaler Technologien im Sport.

PD Dr. Simon von Stengel leitet die Arbeitsgruppe „Sport, körperliches Training und Bildgebung" am Institut für Radiologie, Universitätsklinikum Erlangen. Als Sportwissenschaftler und Physiotherapeut untersucht und entwickelt Herr von Stengel zusammen mit seiner Forschungsgruppe Trainingsmethoden zur positiven Beeinflussung von Risikofaktoren, Leistungsfähigkeit und Beschwerdebild unterschiedlicher Zielgruppen, wobei der Fokus im Bereich der Muskel-Skelett-Erkrankungen liegt.

Dr. Daniel Schöne ist Sportwissenschaftler und Gerontologe am Institut für Radiologe, Universitätsklinikum Erlangen sowie am Robert-Bosch-Krankenhaus Stuttgart. Schwerpunkt seiner Forschungstätigkeit sind u.a. die Prävention von Stürzen und sturzbedingten Verletzungen, motorische Leistungsfähigkeit und Training im höheren Lebensalter sowie die Aspekte Sarkopenie und Frailty.

USPs

- Evidenzbasierter Stellenwert eines körperlichen Training zu Sturz, Knochenfestigkeit und Fraktur
- Konkrete Handlungsempfehlungen für ein körperliches Training zur Frakturprävention
- Angebotstrukturen von Bewegungsprogrammen mit Schwerpunkt Frakturprophylaxe

Einleitung

Vor dem Hintergrund der dramatischen epidemiologischen Entwicklung von niedrig-traumatischen oder Fragilitätsfrakturen (Kanis et al., 2021), also Frakturen, die insbesondere beim älteren Menschen ohne größere Gewalteinwirkung auftreten können, besteht großer Handlungsbedarf bei der Suche nach effektiven und vor allem effizienten Strategien zur Frakturprophylaxe. Tatsächlich sind die sozioökonomischen Folgen niedrig-traumatischer Frakturen in Europa schon jetzt gewaltig; aufgrund der demografischen Entwicklung haben sie das Potenzial die Grenzen des Gesundheitswesens in absehbarer Zeit zu sprengen (Kanis et al., 2021). Neben den überproportional ansteigenden Kosten von Frakturen ist die Beeinträchtigung der meist älteren Betroffenen mit Blick auf Lebensqualität, Mobilität und Selbstständigkeit, insbesondere bei den Hüftfrakturen, sehr einschneidend und oft nicht mehr reversibel (Stubbs et al., 2020). Die pharmakologische Therapie der Osteoporose, also dem knöchernen Aspekt der Frakturgefährdung, umfasst eine Vielzahl hocheffektiver und sicherer Therapieoptionen. Allerdings ist die Verordnungsfähigkeit entsprechender Pharmazeutika bei Menschen ohne vorliegende Osteoporose-assoziierte Fraktur selbst bei geringer Knochenfestigkeit bzw. -dichte limitiert und orientiert sich neben der Reduktion der Knochendichte an Lebensalter und bereits vorliegenden Risikofaktoren (DVO, 2017). Weiterhin beschränken sich die Effekte der pharmakologischen Therapie auf die Knochendichte, also die mechanische Festigkeit des Knochens – wesentliche sturzpräventive Effekte werden für keinen Wirkstoff berichtet.[1] Insbesondere die Hüftfraktur des älteren Menschen ist aber nahezu ausschließlich mit Stürzen vergesellschaftet (Parkkari et al., 1999), insofern ist der Ansatz der pharmakologischen Osteoporosetherapie bei (älteren) Kollektiven

---

[1] Mit möglicher Ausnahme von Denosumab (Chotiyarnwong et al., 2020) und Romosozumab (Mockel et al., 2020).

W. Kemmler et al., *Sport, körperliches Training und Osteoporose*, https://doi.org/10.1007/978-3-662-68064-3_1

mit hoher Sturzhäufigkeit nicht optimal ausgerichtet. Im Gegensatz dazu lassen sich durch geeignetes körperliches Training Knochenfestigkeit (Mohebbi et al., 2023) *und* Sturzrisiko (Sherrington et al., 2017) positiv beeinflussen. Zudem lassen sich Bewegungsprogramme nahezu ohne Risiken und häufig in Eigeninitiative praktizieren, sind kostengünstig und führen neben der Reduktion von Fragilitätsfrakturen zu vielen weiteren positiven Effekten auf Gesundheit und Leistungsfähigkeit (Börjesson et al., 2010). Die Generierung erfolgversprechender Trainingsprogramme zur Reduktion von niedrig-traumatischen Frakturen kann recht komplex sein. Tatsächlich sind in kaum einem anderen Indikationsbereich trainingsmethodische Überlegungen so vielfältig zu berücksichtigen wie im Bereich der Frakturprophylaxe. Ein wesentlicher Grund für die Schwierigkeit, optimale Trainingsprogramme zur Frakturprophylaxe zu entwerfen, ist neben der differenzierten Ansteuerung zielgruppenspezifisch unterschiedlicher Trainingsziele die Gratwanderung, optimale Trainingsreize zu applizieren, ohne den Knochen zu überlasten oder Stürze zu provozieren.

Effekte körperlichen Trainings auf die Inzidenz niedrig-traumatischer Frakturen

Ein wesentliches Problem bei der Generierung von „Evidenz" (Kemmler et al., 2020) zur Effektivität eines körperlichen Trainings ist, dass im Gegensatz zur hochkommerziellen pharmakologischen Forschung faktisch keine Trainings- studien vorliegen, die über eine ausreichende Teilnehmeranzahl und entsprechende Dauer ausreichend hohe Teilnehmerjahre für eine belastbare Berechnung des statistischen Effekts auf den avisierten Frakturtyp (klinische Wirbelkörper- fraktur, Hüftfraktur) generieren. Berücksichtigt man biometrische Annahmen bspw. für statistisch bedeutsame Effekte auf die Hüftfraktur, so muss die enorme Anzahl von über 2300 Personen je Studiengruppe (also „Treatmentgruppe" mit Behandlung und „Kontrollgruppe" ohne einschlägige Behandlung) eines Kollektivs mit relevanter Frakturgefährdung (Frauen >65 Jahre) über einen Zeit- raum von 3 Jahren beobachtet werden, um eine Reduktion des relativen Risikos (Unterschiede zwischen den beiden Studienarmen) von 30 % signifikant, also mit geringer Irrtumswahrscheinlichkeit (Moayyeri, 2008) zu belegen. Unnötig zu erwähnen, dass eine derart hohe Fallzahl unter der Prämisse eines meist (sehr) hohen Interventionsaufwands zumindest in einem supervisierten klinischen Setting mit den Bewegungsstudien zur Verfügung stehenden Mittel nicht zu leisten ist. Eine Strategie klinischer Studien im Spannungsfeld körperliches Training und Frakturprophylaxe ist es daher, kumuliert niedrig-traumatische Gesamtfrakturen (also sämtliche Frakturen unabhängig von der Lokalität) oder osteoporotische Hauptfrakturen (Hüft-, klinische Wirbelkörper-, proximale Humerus- und Unter- arm-/Handgelenkfraktur) (Kanis et al., 2008) in die Analyse aufzunehmen. Trotz dieser Vorgehensweise erreichen nur die wenigsten klinischen Studien eine Ereig- nisanzahl, die über eine zufällige Verteilung der Frakturanzahl je Gruppe hinaus- geht (Abb. 2.1). Aus biometrischer Sicht ist es daher sinnvoll, die Ergebnisse von Bewegungsstudien im Fachgebiet über eine Metaanalyse, also eine kumulierte Auswertung und einen statistischen Vergleich der „Trainings- versus Kontroll- gruppen" vorzunehmen.

W. Kemmler et al., *Sport, körperliches Training und Osteoporose*, https://doi.org/10.1007/978-3-662-68064-3_2

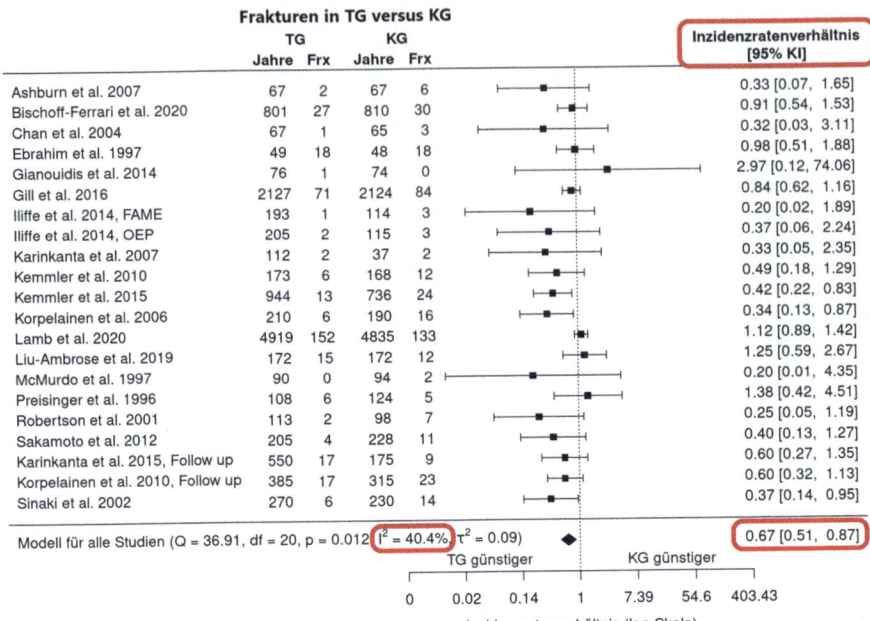

Abb. 2.1 Körperliches Training und niedrig-traumatische Fraktur

Grundsätzlich schloss die unten aufgeführte Analyse klinische Studien mit mindestens einer Trainings- (TG) versus einer Kontrollgruppe (KG) mit Teilnehmern von 45 Jahren und älter ein, die die Frakturinzidenz als Anzahl der Frakturen jeweils für TG und KG als Studienendpunkt, Beobachtung oder unerwünschtes Ereignis berichten. Ausgeschlossen wurden Studien, die Teilnehmer mit einschlägiger pharmazeutischer Therapie einschlossen oder eine Kombination von körperlichem Training und pharmakologischer Therapie fokussierten, um die klare Zuordnung des Effekts auf die Intervention „körperliches Training" zu erleichtern. Die Zielgrößen der Analyse waren niedrig-traumatische Gesamtfrakturen sowie osteoporotische Hauptfrakturen (Kanis et al., 2021). Frakturen, die durch Stürze aus größerer Höhe als dem Stand oder andere schwere Traumata (Auto-/Fahrradunfälle) verursacht wurden, wurden nicht in die Analyse aufgenommen.

▶ **Definition**

Eine Metaanalyseist eine quantitative Zusammenfassung der Ergebnisse mehrerer Primärstudien auf der Basis einer systematischen Literatursuche. Sinn dieser Vorgehensweise ist die quantifizierte Synthese von kleinen Studien mit geringer Aussagekraft zu einer großen Studie mit höherer Aussagekraft und ausreichendem statistischem Potenzial zur Generierung biometrisch bedeutsamer Ergebnisse. Die

Qualität und Aussagekraft einer Metaanalyse ist allerdings von der Studienqualität der eingeschlossenen Einzeluntersuchungen abhängig, weiterhin ist eine selektive Publikation (meist positiver) Studienergebnisse eine Fehlerquelle insbesondere im Bereich der trainingswissenschaftlichen Interventionsforschung.

Der „Forest-Plot" (Abb. 2.1) ist die übliche grafische Darstellung der Ergebnisse einer Metaanalyse. Vereinfacht wird der Effekt (Interventions- versus Kontrollgruppe) der Einzelstudien als Quadrat mit Streubreite (95 % Konfidenzintervall [KI]) auf einer horizontalen Achse dargestellt. Bei abweichender Größe der Quadrate repräsentiert diese die Studienqualität. Die zusammengefassten Ergebnisse sind in der unteren Zeile in Form einer Raute aufgetragen. Je nach Lage der Raute sind die Ergebnisse in der Interventions- oder Kontrollgruppe günstiger.

Final wurden 20 Untersuchungen mit 21 Trainings- (TG) und 20 Kontrollgruppen (KG) sowie einer kumulierten Anzahl von ca. 23.000 Teilnehmerjahren (TG: n=11.836; KG: n=11.275) in die Analyse der niedrig-traumatischen Frakturen aufgenommen. Osteoporotische Hauptfrakturen adressierten 14 eligible Untersuchungen (TG: n=10.920; KG: n=10.312). Drei der Studien waren „Nachbeobachtungsstudien", die 5 bis 8 Jahre nach dem Ende des überwachten Trainingszeitraums durchgeführt wurden.

Mit Ausnahme von 2 Studien umfassten alle Studien kaukasische Bevölkerungsgruppen im Alter zwischen 45 und 95 Jahren, meist ohne deutlich erhöhte Frakturgefährdung. Die initialen Stichprobengrößen variierten zwischen 27 und 3279 Teilnehmern/Gruppe. Elf Studien berücksichtigten ausschließlich Frauen. Lediglich 6 Studien definierten das Frakturrisiko als primären Endpunkt. Die Studien wurden in Australien, China, Deutschland, Finnland, Großbritannien, Japan, Kanada, Neuseeland, Österreich und den USA aufgelegt; bei einer weiteren Studie handelt es sich um eine multizentrische Studie in fünf europäischen Ländern.

Die trainingsmethodische Zielgröße der meisten Untersuchungen lag, dem Status und fortgeschrittenen Alter der Probanden geschuldet (Abschn. 3.1.3), im Bereich der Sturzprophylaxe. In 10 Studien wurden Multikomponenten-Trainingsprotokolle verwendet. Krafttraining war Trainingsinhalt von 14 Studienarmen. Die Dauer der Trainingsintervention reichte von 6 Wochen bis zu 16 Jahren; die effektive Trainingshäufigkeit lag in den meisten Studien bei durchschnittlich ≥2 Trainingseinheiten (TE)/Woche. Leider gaben nicht alle Studien wichtige Trainingsgrößen wie bspw. die Reizhöhe (Abschn. 3.3.3.2), Reizrate (Abschn. 3.3.3.3) oder die applizierten Trainingsprinzipien (Abschn. 3.4.4) angemessen und umfassend an. Trotz vergleichsweise langem Trainingszeitraum der meisten eingeschlossenen Untersuchungen realisierten lediglich 11 Studien eine Progression der Intensität im Verlauf des Trainings. In 13 Studienarmen wurde überwiegend ein nicht überwachtes (supervidiertes) Bewegungstraining durchgeführt, nur wenige Studien sahen ein überwiegend supervidiertes Übungsprogramm meist im ambulanten Gruppenrahmen vor. Was die körperlichen Interventionen in der Kontrollgruppe betrifft, so wurde in mindestens 3 Studien eine

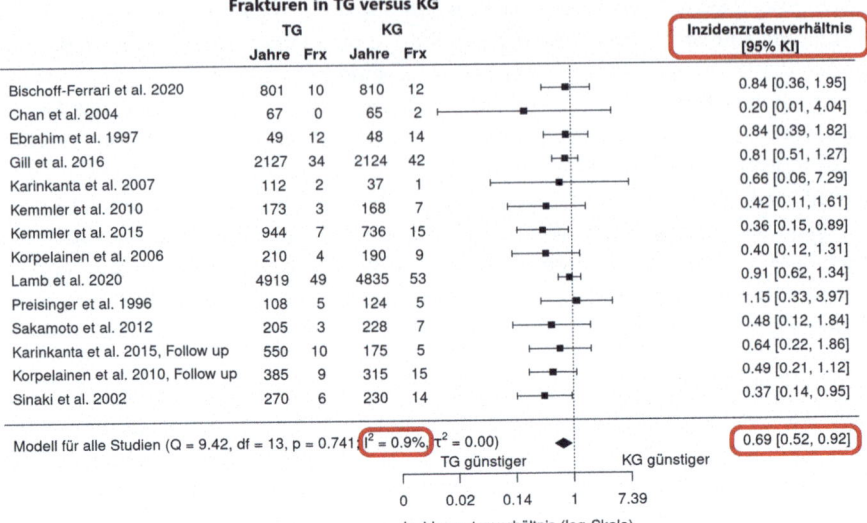

Abb. 2.2 Körperliches Training und osteoporotische Hauptfrakturen

Trainingsmaßnahme mit potenziell positivem Effekt auf Frakturgrößen durchgeführt – ein Aspekt, der den Effekt körperlichen Trainings auf die Frakturreduktion reduziert.

Gesamt wurden 368 niedrig-traumatische Frakturen für die kumulierte
Trainings- und 423 Frakturen für die Kontrollgruppe erfasst. Parallel dazu wurden
151 osteoporotische Hauptfrakturen in der TG und 196 in der KG berichtet.
Obwohl nicht alle Studien den Ort der Frakturen publizierten, wurden 44 Hüftfrakturen in der TG und 58 Frakturen in der KG erfasst. 29 Wirbelkörperfrakturen
in der TG stehen 55 Frakturen in der KG gegenüber.

In Abb. 2.1 und 2.2 sind die zusammengefassten Ergebnisse der Analyse für
niedrig-traumatische Frakturen sowie osteoporotische Hauptfrakturen dargestellt.

Die Analyse der niedrig-traumatischen „Gesamtfrakturen" (Abb. 2.1) zeigte
eine signifikant positive Auswirkung körperlichen Trainings auf die Gesamtfrakturen (Inzidenz[raten]-Verhältnis [IR]: 0,67; 95 % KI 0,51–0,87; moderate
bis hohe Vertrauenswürdigkeit[1]). Anders formuliert ist die Frakturanzahl in der
Trainingsgruppe um 33 % geringer als in der Kontrollgruppe. Die Betrachtung
der Ergebnisse der Einzelstudien zeigt allerdings eine deutliche Heterogenität
($I^2 = 40$ %) zwischen den Studienergebnissen.

---

[1] Sowohl eine moderate wie auch eine hohe Vertrauenswürdigkeit können als belastbare Basis für
Empfehlungen angesehen werden.

Ein vergleichbares Ergebnis zeigte sich für die osteoporotischen Hauptfrakturen (Abb. 2.2). Zusammenfassend belegt die Metaanalyse signifikant positive Effekte mit einer Frakturreduktion von knapp über 30 % (IR: 0,69; 95 % KI 0,52–0,92; moderate bis hohe Vertrauenswürdigkeit). Im Gegensatz zur Analyse der niedrig-traumatischen Frakturen ist die Varianz der Einzelergebnisse ($I^2 = 1$ %) vernachlässigbar.

Insgesamt zeigt die vorliegende Analyse in Einklang mit älteren Arbeiten mit nochmals etwas höheren positiven Effekten (Frakturreduktion von ca. 50 % [Kemmler et al., 2013]) eine hochrelevante Reduktion der Frakturinzidenz niedrig-traumatischer Gesamt- und osteoporotischer Hauptfrakturen. Ähnliche Daten zeigen Analysen mit dem Endpunkt „sturzinduzierte Frakturen" (de Souto Barreto, Rolland, Vellas, & Maltais 2019, Wang et al. 2020), sodass ein positiver Effekt eines körperlichen Trainings auf die Frakturinzidenz als gesichert angesehen werden kann. Vergleicht man diese Ergebnisse mit pharmakologischen Studien, so zeigen sich für die derzeit gebräuchlichen Medikamente wie Bisphosphonate (Risedronat [Wells et al., 2022], Zoledronat [Black et al., 2007], Denosumab [McCloskey et al., 2012] oder Teriparatid [Neer et al., 2001]) ähnliche Ergebnisse (30 %) für die (niedrig-traumatischen Gesamt-)Frakturreduktion. Dieses Ergebnis imponiert umso mehr, als dass pharmakologische Studien im Gegensatz zu der vorliegenden Analyse Patientenkollektive mit deutlich höherem Frakturrisiko einschließen. Ein weiteres Manko vieler Untersuchungen das ein günstigeres Gesamtergebnis limitiert, ist die geringe individuelle Ausrichtung der Trainingsziele, die fehlende Trainingssystematik und die grundsätzlich eingeschränkte Berücksichtigung trainingswissenschaftlicher Grundsätze im Trainingsprozess.

▶ Grundsätzlich hat ein körperliches Training einen klinisch relevanten positiven Einfluss auf die Inzidenz von niedrig-traumatischen und osteoporotischen Hauptfrakturen, der durchaus im Bereich einer pharmakologischen Therapie verortet werden kann.

Metaanalysen im Spannungsfeld des körperlichen Trainings können zwar wichtige Indizien auf dessen Effektivität zur Frakturprophylaxe bereitstellen, eine Ableitung von Empfehlungen gestaltet sich aufgrund von unterschiedlichen Rahmenbedingungen und einer entsprechenden trainingswissenschaftlichen Vorgehensweise jedoch als nicht zielführend.

Hintergrundinformationen
Aufgrund der hohen Komplexität körperlichen Trainings sind übergreifende Metaanalysen nur eingeschränkt geeignet, Empfehlungen für ein körperliches Training auszusprechen (Gentil et al., 2017). Dies gilt nicht nur, aber ganz besonders, für den Bereich der Frakturprophylaxe.

Trainingsstrategien und Vorgehensweise zur optimierten Frakturprophylaxe

3

Neben dem insgesamt positiven Gesamteffekt weisen die in   Abb. 2.1 und Abb. 2.2 abgebildeten Studienergebnisse eine relevante Heterogenität mit erheblichen Unterschieden und zum Teil negativen Effekten einzelner Studien auf. Dies deutet darauf hin, dass einige applizierte Trainingsprotokolle, trotz gesundheitsorientiertem Ansatz und geringem Potenzial einer Frakturgefährdung per se, keinen oder sogar einen tendenziell negativen Effekt auf den avisierten Endpunkt „Frakturreduktion" hatten. Ein grundsätzlich positives Ergebnis auch gesundheitsorientierter Trainingsprogramme auf die Frakturreduktion kann somit nicht zwingend erwartet werden. Tatsächlich ist zur Generierung erfolgversprechender Trainingsprotokolle eine Vielzahl von Aspekten zu beachten sowie (idealerweise) eine dezidierte trainingswissenschaftliche Vorgehensweise (Abb. 3.1) zu wählen.

Grundlage einer systematischen, trainingswissenschaftlichen Vorgehensweise ist die Identifizierung von individualisierten Trainingszielen, die im weiteren Trainingsverlauf über geeignete Maßnahmen umzusetzen und zu verifizieren sind (Weineck et al., 2022). Im Bereich der Frakturprophylaxe bietet sich eine Kategorisierung der Trainingsziele entlang der Determinanten bzw. primären Risikofaktoren der niedrig-traumatischen Fraktur an.

3.1 Determinanten der Fraktur, Trainingsziele und deren zielgruppenspezifische Zuordnung

Die Frakturprophylaxe, respektive die Evaluierung der Effekte körperlichen Trainings auf die Frakturinzidenz niedrig-traumatischer Frakturen ist zwar als definitiver Endpunkt einschlägiger Interventionsprogramme zu betrachten, zur trainingsmethodischen Ansteuerung und Monitoring der Realisierung individueller Trainingsziele ist diese Größe aufgrund ihrer Komplexität aber als zu grob und kaum anwendbar einzuschätzen. Abb. 3.2 zeigt die Determinanten des Frakturrisikos als

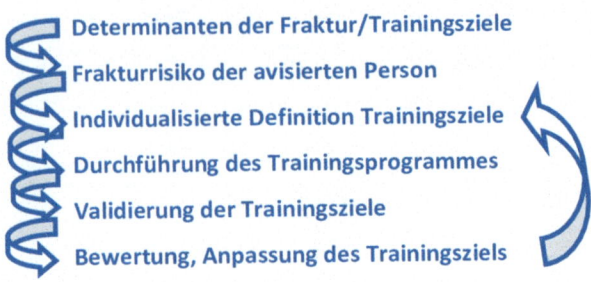

Abb. 3.1 Systematische Vorgehensweise zur Erstellung und Validierung individualisierter Trainingsprogramme. (Eigene Datei)

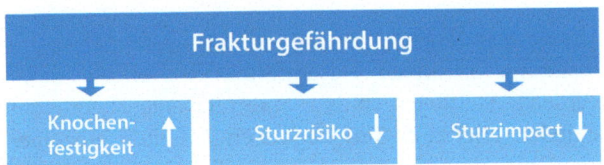

Abb. 3.2 Determinanten des Frakturrisikos. Die *Pfeile* deuten die beabsichtigten Veränderungen an. (Eigene Grafik)

Ansatzpunkte der Trainingsregelung, die im Sinne von Trainingszielen angesteuert werden.

3.1.1 Determinanten des Frakturrisikos als Ansatzpunkte der Trainingsregelung

Die Determinanten der Fraktur und die sich daraus ergebende grundsätzliche Kategorisierung von individualisierten Trainingszielen orientiert sich an (ossären) Risikofaktoren, die primär mit der Festigkeit und Frakturwiderstandsfähigkeit des Knochens zusammenhängen, und Risikofaktoren, die mit der Sturzhäufigkeit und Sturzintensität, also der Schwere des Sturzes, korrelieren. Unmittelbar eingängig ist, dass eine herabgesetzte Frakturwiderstandsfähigkeit der Knochenstruktur bei geringerer mechanischer Beanspruchung kollabiert. Schenkelhalsfrakturen[1] werden, zumindest beim älteren Menschen, allerdings fast ausschließlich durch Stürze verursacht (Sambrook et al., 2007), sodass ein Training zur Reduktion der Sturzhäufigkeit bei diesem Personenkreis besonders erfolgversprechend und – verglichen mit dem mechanisch intensiven Training der Knochenfestigkeit – körperlich weniger belastend durchgeführt werden kann. Ein weiteres frakturspezifisches

---

[1] Schenkelhalsfrakturen des älteren Menschen sind mit einer besonders hohen Morbidität und Mortalität, Verlust der Selbstständigkeit und Lebensqualität vergesellschaftet.

Trainingsziel kann es sein, die Gewalteinwirkung beim Sturz möglichst gering zu halten, um eine Fraktur zu verhindern. Daneben kann ein Körpertraining bzw. eine Bewegungstherapie auch einen wichtigen Beitrag zur Schmerzreduktion bei Osteoporose oder eine Verbesserung der Alltagsmotorik in dem meist älteren Betroffenenkollektiv bewirken. Wie bereits angedeutet, sind die oben genannten Frakturdeterminanten respektive Trainingsziele nicht für alle von einer Osteoporose betroffenen oder bedrohten Personengruppen in gleichem Maße relevant. So ist für vergleichsweise junge, körperlich leistungsfähige Frauen in der frühen Menopause durch die Östradiolmangel-induziert erhöhte Knochenresorption der Erhalt der Knochenfestigkeit das primäre Trainingsziel, während ein spezifisches Training der Sturzprophylaxe (noch) nicht angezeigt ist. Im Gegenteil dazu sollte der Trainings-schwerpunkt bei älteren Menschen mit hohem Sturzrisiko, geringer körperlicher Leistungsfähigkeit und angemessener pharmakologischer Osteoporosetherapie nahezu ausschließlich auf Sturzrisikofaktoren fokussieren. Eine Priorisierung von Trainingszielen muss neben dem individuellen Frakturrisikoprofil und der körper-lichen Leistungsfähigkeit zudem das Schmerzniveau und die Etablierung bzw. Ver-ordnungsfähigkeit pharmakologischer Therapien sowie idealerweise persönliche Präferenzen des Betroffenen berücksichtigen, um eine nachhaltige Trainingsdurch-führung zu gewährleisten.

3.1.2 Kategorisierung unterschiedlicher Risikokollektive

Obwohl eine exakte Trennung von Kollektiven mit erhöhtem Frakturrisiko problematisch ist und zweifellos Übergänge zwischen den unten aufgeführten Teilnehmerkategorien bestehen, ist es zur Ansteuerung individueller Trainingsziele nach unserer Einschätzung sinnvoll, unterschiedliche Risikokollektive zu klassi-fizieren. Eine aus unserer Sicht hinreichend genaue Kategorisierung von Risiko-gruppen zeigt Tab. 3.1.

Greift man die oben genannte Kategorisierung auf und charakterisiert die ent-sprechenden Teilnehmergruppen entsprechend, so sind bspw. früh-postmeno-pausale Frauen oder leistungsfähige Menschen unter medikamentöser Therapie

Tab. 3.1 Kategorisierung von Risikokollektiven im Spannungsfeld der Frakturprophylaxe

(1) Personen mit erhöhtem Knochenumbau, maximal mäßiggradige Verringerung der Knochen-dichte (Osteopenie) ohne relevant erhöhtes Sturzrisiko
(2) Personen mit deutlich herabgesetzter Knochendichte im Sinne einer Osteoporose ohne Fraktur und ohne relevant erhöhtes Sturzrisiko
(3) Personen mit deutlich herabgesetzter Knochendichte im Sinne einer Osteoporose, ohne Fraktur aber mit wesentlichen Sturzrisikofaktoren
(4) Personen mit Osteoporose-assoziierten Frakturen und multiplen und/oder ausgeprägten Sturzrisikofaktoren
(5) Personen mit multiplen Osteoporose-assoziierten Frakturen, hohem Sturzrisiko und sehr geringer körperlicher Belastbarkeit

mit negativem Effekt auf den Knochenstoffwechsel ein gutes Beispiel für die Gruppe (1). Bei bereits fortgeschrittener Verringerung der Knochendichte im Sinne einer Osteoporose ohne vorliegende Fraktur, allerdings mit höherer ossärer Frakturgefährdung, greift Kategorie (2). Beide Gruppen zeichnen sich durch ein geringes Sturzrisiko aus und sind überwiegend als körperlich leistungs-fähig einzuschätzen. Unterschiede bestehen indes in der trainingsmethodischen Ansteuerung der Trainingsziele dieser Gruppen.

Ein zusätzlich höheres Sturzrisiko (Abschn. 3.4.1.2) führt zu einer Änderung der Priorisierung der Trainingsziele (Tab. 3.2). Diese Risikokategorie (3) umfasst den Schwerpunkt der Gruppe von einer Fraktur bedrohten Menschen. Den Schwerpunkt der Gruppe mit Osteoporose-assoziierten Frakturen und hohem Sturzrisiko (Kategorie 4) bilden meist (noch) selbstständig lebende ältere Menschen. Bei multiplen Osteoporose-assoziierten Frakturen mit u. a. Hüft-frakturen, hohem Sturzrisiko und geringer körperlicher Belastbarkeit ist ein selbstständiges Leben nur noch bedingt möglich, vielfach handelt es sich um hochaltrige, institutionalisiert lebende Menschen.

3.1.3 Gruppenspezifische Zuweisung von Trainingszielen

Weist man diese Kollektive den oben genannten Trainingszielen zu, so ergibt sich die folgende Matrix (Tab. 3.2). Ist der Osteoporosestatus bei Personen ohne manifeste Frakturen aufgrund fehlender Messung der Knochendichte (als Surrogatgröße der Knochenfestigkeit) nicht bekannt, empfiehlt sich eine besonders behutsame Applikation der Trainingsinhalte und vorsichtige Steigerung der Reizhöhe mechanischer Belastungen, insbesondere in den knochenzentrierten Trainingsabschnitten (Abschn. 3.3.3.7; 3.5.2.2).

Tab. 3.2 Zuweisung der nach Frakturrisikostatus klassifizierten Gruppen auf die für die Frakturprophylaxe relevanten Trainingsziele. Die Reihenfolge der Trainingsziele charakterisiert deren Priorisierung

(1) Personen mit erhöhtem Knochenumbau, mäßiggradiger Verringerung der Knochendichte im Sinne einer Osteopenie ohne relevant erhöhtes Sturzrisiko	• Erhalt/Erhöhung der Knochenfestigkeit
(2) Personen mit deutlich herabgesetzter Knochen-dichte im Sinne einer Osteoporose ohne Fraktur und ohne relevant erhöhtes Sturzrisiko	• Erhalt/Erhöhung der Knochenfestigkeit
(3) Personen mit deutlich herabgesetzter Knochen-dichte im Sinne einer Osteoporose, ohne Fraktur aber mit relevanten Sturzrisikofaktoren	• Erhalt/Erhöhung der Knochenfestigkeit • Reduktion der Sturzhäufigkeit • Verbesserung des Sturzablaufes
(4) Personen mit Osteoporose-assoziierten Frakturen und multiplen und/oder hochgradig ausgeprägten Sturzrisikofaktoren	• Reduktion der Sturzhäufigkeit • Verbesserung des Sturzablaufes • Erhalt/Erhöhung der Knochenfestigkeit
(5) Personen mit multiplen Osteoporose-assoziierten u. a. extravertebralen Frakturen, hohem Sturzrisiko und sehr geringer körperlicher Belastbarkeit	• Reduktion der Sturzhäufigkeit • Verbesserung des Sturzablaufes

Während in den beiden erstgenannten Kategorien bei herabgesetzter Knochen-dichte im Sinne einer Osteopenie oder Osteoporose (WHO, 1994) und meist hohem Knochenumsatz primär das Trainingsziel „Erhalt/Erhöhung der Knochen-festigkeit" priorisiert werden sollte und ein *spezifisches* Training zur Reduktion der Sturzhäufigkeit oder Verbesserung des Sturzablaufs nicht erforderlich erscheint, nimmt das Trainingsziel der Sturzprophylaxe mit ansteigendem Sturzrisiko (Montero-Odasso et al., 2022) proportional zu. In der Gruppe der Personen mit multiplen Frakturen (u. a. Hüftfraktur), geringer Belastbarkeit, hohem Sturzrisiko und direkter Verordnungsfähigkeit pharmakologischer Osteo-porosetherapie (DVO, 2017) ist das Trainingsziel der Knochenfestigkeit via körperlichem Training absolut zu vernachlässigen. In diesem Zusammenhang ist zu berücksichtigen, dass die Mehrzahl der Trainingsinhalte (Abschn. 3.3.1) im Spannungsfeld „Knochenfestigkeit" und „Sturzprophylaxe" (bspw. Krafttraining, Spielformen, Tanz- und Aerobic-Variationen) das jeweils andere Trainings-ziel positiv beeinflussen können (Kemmler & Stengel, 2019).[2] Eine leichte Akzentuierung und Differenzierung von Trainingsinhalten/Belastungskomposition kann dazu beitragen das nachrangige Trainingsziel zu adressieren, ohne das Potenzial zur Beeinflussung der primär avisierten Endpunkte einzuschränken. Bspw. kann eine stärkere Akzentuierung koordinativer Aspekte bei Aerobic- oder Krafttraining diesen Aspekt unaufwendig realisieren.

▶ Im Spannungsfeld der Frakturprophylaxe orientieren sich die Trainings-ziele an den Frakturdeterminanten „Knochenfestigkeit", „Sturz-häufigkeit" und „Sturzimpact". Je nach individuellen Risikofaktoren, Bedürfnissen und Limitationen müssen unterschiedliche Ansatzpunkte des Frakturrisikos durch ein Körpertraining spezifisch adressiert werden. Daher ist es wichtig, zunächst individuelle Risikofaktoren zu identifizieren, um das Training möglichst zielgerichtet auszurichten zu können. Die Relevanz sturzorientierter Trainingsziele steigt mit zunehmendem Sturzrisiko, verminderter körperlicher Leistungsfähigkeit und Verordnungsfähigkeit medikamentöser Therapie.

3.2 Trainingsprogramme zur Frakturprophylaxe

Nach individualisierter Zuordnung der Trainingsziele erfolgt in einem zweiten Schritt der trainingswissenschaftlichen Überlegungen die Auswahl der Trainings-inhalte, mit denen das jeweilige Trainingsziel effektiv, effizient und sicher zu realisieren ist (Kemmler & Stengel, 2019).

---

[2] Dies ist bei Trainingsformen zur „Verbesserung des Sturzablaufs", die eine höhere Spezifität aufweisen und somit wenig von Synergieeffekten profitieren können, in geringerem Maße mög-lich.

Aus didaktischen Gründen werden Trainingsinhalte und Belastungs-komponenten der Frakturdeterminanten „Knochenfestigkeit", „Sturzrisiko" und „Sturzimpact" zunächst isoliert besprochen, u. a. weil zur Evidenzgenerierung im Spannungsfeld „körperliches Training und Knochenfestigkeit" (im Gegensatz zu den sturzassoziierten Trainingszielen) tierexperimentelle Daten und Studien mit (Hoch-)Leistungssportlern eingeschlossen werden können.

3.3   Teil I: Evidenzbasierte Empfehlungen für Trainingsprogramme zur Verbesserung der Knochenfestigkeit

Knochendichtemessung zur Erfassung der Knochenfestigkeit
Das übliche diagnostische Verfahren zur Erfassung der Knochenfestigkeit beim Menschen ist die Messung der Knochendichte (oder des Knochenmineralgehalts [„bone mineral density", BMD]) an Lendenwirbelsäule- *und* Schenkelhalsregion[3] mittels DualEnergy X-Ray Absorptiometry (DXA) oder (eingeschränkt) quantitativer Computertomographie (QCT) (WHO, 1993). Die BMD als Knochenmasse je Areal (aBMD) oder Volumen (vBMD) ist ein vergleichsweise einfach erfassbarer und hochreliabler Surrogatparameter, der einen Großteil (bis zu 94 %) der Varianz der Knochenfestigkeit (Ammann & Rizzoli, 2003) erklärt. Daneben stehen aber noch weitere Größen, wie bspw. Mikroarchitektur, Mineralisierungsgrad oder Ausrichtung des Kollagens in Verbindung mit der Knochenfestigkeit. Diese Parameter werden von der DXA-Messung nicht oder unzureichend erfasst bzw. quantifiziert (Friedman, 2006). Da Anpassungserscheinungen des Knochens in Abhängigkeit vom erfolgten Stimulus spezifisch erfolgen, korrelieren BMD-Änderungen und Veränderungen der Knochenfestig-keit nicht zwingend hoch (Friedman, 2006). Zumindest zeigen tierexperimentelle Trainings-studien im Extremfall eine Verbesserung der Frakturwiderstandsfähigkeit des Knochens im Bruchtest, ohne dass sich eine Veränderung der Knochendichte nachweisen ließe (Jarvinen et al., 1998; Puustjarvi et al., 1999). Dieser Aspekt sollte bei der Einschätzung von Studien-ergebnissen auf Basis der Knochendichte stets berücksichtigt werden.

3.3.1   Belastungstypen, Trainingsinhalte

Wie bereits   in Abschnitt. 3.2 angedeutet, vollzieht sich die Realisierung der Trainingsziele (Tab. 3.2) über die Auswahl geeigneter Tätigkeiten bzw. Trainings-inhalte (Weineck et al., 2022). Trainingsinhalte sind bspw. dynamisches Kraft-training, Walking, Tänze, Aerobic oder Perturbationstraining. Die klassische trainingswissenschaftliche (Grob-)Einteilung bspw. in Ausdauer-, Kraft- oder Koordinationstraining ist zur Beschreibung geeigneter Trainingsinhalte zur Ver-besserung der Knochenfestigkeit allerdings nicht hinreichend geeignet (Kemmler & Stengel, 2019). Die wesentliche Limitation ist dabei die fehlende Berück-

---

[3]Zur leichteren Darstellung werden die DXA-Messregionen „total hip" und „femoral neck" im Weiteren als „Schenkelhals" (SH) zusammengefasst.

sichtigung der Relevanz mechanischer Belastung für die Knochenanpassung. So kann bspw. ein Ausdauertraining mittels Schwimmen, Radfahren, Laufen oder High-Impact-Aerobic durchgeführt werden – Trainingsinhalte mit deutlich unterschiedlicher mechanischer Belastung, wie wir im Weiteren sehen werden.

Senn (1994) schlägt deswegen eine Einteilung von Trainingsinhalten in mechanisch lokale und systemisch übergreifende „Knochenfaktoren" vor, die über verschiedene Wirkungsweisen auf den Knochenmetabolismus einwirken und Effekte auf die Knochenfestigkeit ausüben können. In Anlehnung an diese Klassifizierung kann körperliches Training einerseits durch die direkte mechanische Belastung des Knochens und der damit verbundenen lokalen Stimulation des Knochengewebes („site specificy"), andererseits über eine belastungsinduzierte Ausschüttung von osteoanabol (knochenaufbauend) wirkenden Substanzen/ Botenstoffen systemisch, also übergreifend einen positiven Einfluss auf den Knochen ausüben bzw. die lokal ansetzenden Faktoren im Sinne eines „günstigen hormonellen Milieus" modifizieren.

3.3.1.1 Knochenfaktor „Muskelzugsbelastung"

Veränderungen der Muskellänge und des korrespondierenden Zugs über die Sehne resultiert in einer komplexen Druck-, Biege- und Scherbeanspruchung der lokal betroffenen Knochenareale, die als „Hebelwerk" die Muskelkräfte übertragen („joint reaction forces"). Durch den drehpunktnahen Ansatz der meisten Muskeln mit resultierendem schlechtem Kraftarm-Lastarm-Verhältnis betragen die internen Kräfte und damit die Knochenbelastung meist ein Vielfaches der äußeren Kräfte. Die Mehrzahl aller Muskeln weist mit einem gelenknahen Ansatz ungünstige Hebelverhältnisse auf, sodass selbst bei geringen äußeren Kräften große innere Kräfte im Sinne von muskulären Spannungen auftreten, die die zugehörigen Skelettelemente einer komplexen Belastung aussetzen. Dies sei am Beispiel des M. biceps brachii bei einer Ellenbogenflexion von 90° verdeutlicht (Abb. 3.3). Der Lastarm für den M. biceps brachii ist um den Faktor 6,5 größer als der Kraftarm (Groh, 1973). Da im Gleichgewicht die Drehmomente gleich sind, muss der Muskel bei einer Masse von 10 kg eine innere Kraft von 650 N aufbringen, die auf das Skelettsystem übertragen wird und Ober- und Unterarm belastet. In der Realität gestaltet sich die Biomechanik selbstverständlich komplexer, da mehrere Muskeln bei einer Bewegung zusammenarbeiten.

3.3.1.2 Knochenfaktor „axiale Belastung"

Gewichtstragende Skelettelemente wie Beine, Hüfte, Wirbelsäule (nicht jedoch Schulter oder obere Extremitäten) werden überwiegend bei gewichtstragenden („weight-bearing") Aktivitäten wie Gehen, Laufen oder Springen unter dem Einfluss der Schwerkraft axial[4] einwirkenden mechanischen Belastungen ausgesetzt. In Abhängigkeit von der Belastungsrichtung und der Form des jeweiligen Skelett-

---

[4] Also achsengerecht wirkende mechanische Reize die von kranial nach kaudal zunehmen.

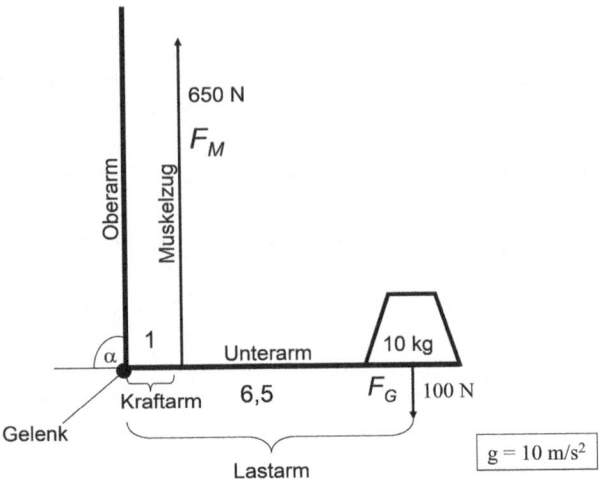

Abb. 3.3 Hebelverhältnisse am Arm beim Halten einer Last von 10 kg bei 90° Ellenbogen-beugung. FG: Gewichtskraft; FM: Muskelkraft

elements ergibt sich die Art der Knochenbelastung (Druck-, Biege-, Scherbean-spruchung). Bei allen Aktivitätsformen, die zu „axialen Belastungen" führen, treten im Rahmen der Bewegungsausführung und Stabilisation von Körperteilen gleichzeitig Muskelspannungen auf, die zusammen mit der axialen, gewichts-tragenden Komponente die Gesamtbelastung des Knochens bestimmen. Da viele Muskeln, wie bereits beschrieben, durch einen gelenknahen Ansatz schlechte Hebelverhältnisse aufweisen, leisten häufig – selbst bei scheinbar typischen „axialen Belastungen" – die muskulären Spannungen einen größeren Beitrag zur Gesamtbelastung des Knochens und damit zur Stimulation des Knochen-stoffwechsels (Frost, 1997; Frost, 1999). Dies sei am Beispiel der mechanischen Belastungen des Schenkelhalses im Einbeinstand verdeutlicht. Wie in Abb. 3.4 dargestellt, besitzt die Muskelgruppe der Abduktoren einen im Verhältnis zum Teilkörperschwerpunkt kurzen Hebelarm, so dass die von den Abduktoren aufzu-bringende Kraft fast das Dreifache der Gewichtskraft des Teilkörperschwerpunktes darstellt (Rauber, 1987). Die Gesamtbelastung des Hüftgelenks bzw. Schenkel-halses im Einbeinstand setzt sich aus der Belastung durch die Muskelzüge und der Gewichtsbelastung (durch die Teilkörpermasse) zusammen. Messungen der am proximalen Femur auftretenden Kräfte über spezielle Hüftendoprothesen zeigen, dass beim Gehen (4 km/h) und im Einbeinstand Belastungen von etwa dem Drei-fachen der Gewichtskraft des gesamten Körpers auftreten können (Bergmann et al., 2001).

Abb. 3.4 Belastung des Hüftgelenks während der Standbeinphase. Die Gelenkresultierende setzt sich aus den Vektoren der Muskelkraft M (Abduktoren) und der Kraft des Teilkörpergewichts K zusammen. Das geometrische Additionsverfahren ist im Kräfteparallelogramm wiedergegeben. Die Gelenkresultierende verläuft durch den Drehpunkt des Gelenks (0). S5 entspricht der Lage des Teilkörperschwerpunktes. O-B = Hebelarm der Muskelkraft; O-C = Hebelarm der Last. (Nach Pauwels, 1973)

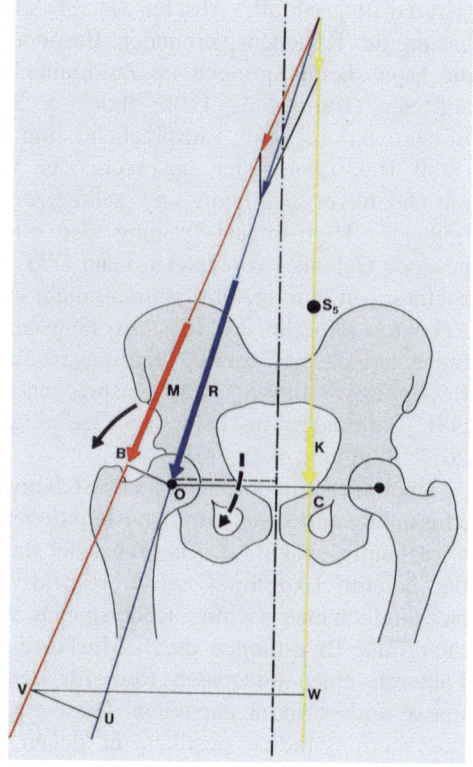

Im Bereich der unteren Extremität spielen die axial einwirkenden („weight-bearing") Belastungen eine zentrale Rolle, wobei der zusätzliche Einfluss der Muskelzüge, die in Verbindung mit den axialen Belastungen auftreten, je nach Belastungsform und den mechanischen (Hebel-)Verhältnissen der entsprechenden Region variiert. Im Bereich der oberen Extremität, die als Greif- und Tastwerkzeug in einer offenen Bewegungskette (punctum mobile = distal) arbeitet, spielen Muskelzüge (bei im Alltag sehr selten auftretender axialer Belastung) bei der mechanischen Stimulation des Knochens die entscheidende Rolle.

Bei der Konzeption eines Trainingsprogramms können die beiden Knochenfaktoren unterschiedlich betont werden. Während bei einem dynamischen Krafttraining in Abhängigkeit von der Übung primär Belastungen über Muskelzüge zum Tragen kommen, leistet bei gewichtstragenden Belastungen wie Laufen und Springen die axiale Komponente den relevanten Beitrag zur Gesamtbelastung des Knochens. Aber auch im Bereich der oberen Extremität kann durch Übungen im Stütz oder andere geeignete Übungen (bspw. Brustdrücken) eines dynamischen Krafttrainings (DRT) die axiale Komponente sinnvoll realisiert werden.

Allerdings sind hohe „axiale Belastungen", wie sie bei intensiven Weight-bearing-Aktivitäten („Sprünge") auftreten, sehr häufig mit hohen Reizraten

(Kraftanstieg/-abfall;   Abschn. 3.3.3.3) sowohl bei der Be- als auch bei der Entlastung des Knochens verbunden. Besonders bei sog. „High-Impact-Belastungen",
die bspw. beim Springen im Zusammenhang mit Landung nach der Flugphase
auftreten (Burr et al., 1996; Judex & Zernicke, 2000b), entstehen sehr hohe
Bodenreaktionskräfte. Entsprechend sind High-Impact-Belastungen mit erhöhten
(Stoß-)Belastungen der entsprechenden Gelenke verbunden und für Menschen
mit Gelenkvorschädigung und -schmerzen problematisch. Während ein gewichts-
tragendes High-Impact-Training also eine gute Belastungsverträglichkeit (v. a.
gesunde Gelenke) voraussetzt, kann DRT bei entsprechender Anpassung mit allen
Zielgruppen durchgeführt werden, nicht zuletzt, da sie in der Regel mit niedrigen
Reizraten (Abschn. 3.3.3.3), also langsamer Be- und Entlastung verbunden (von
Stengel et al., 2007) sind. Allerdings ist auch ein Krafttraining mit schnellkräftiger
Bewegungsausführung und entsprechend hohen Reizraten (von Stengel et al.,
2007) zumindest im Falle von Gerätetraining gut verträglich (Mangione et al.,
2010; Raymond et al., 2013).

Über den unterschiedlichen Stellenwert von axialen Belastungen versus
Muskelzug zur Stimulation von funktionellen Anpassungsvorgängen am Knochen
wird häufig spekuliert. Die Tatsache, dass bei habitueller Aktivität im Bereich
der unteren Extremität axiale, respektive gewichtstragende („weight-bearing")
Belastungen eine wichtige Rolle spielen, während im Bereich der oberen Extremität primär Belastungen durch Muskelzüge auftreten lässt vermuten, dass beide
Faktoren einen adäquaten Reiz für den Erwerb einer angepassten Knochenmasse und -struktur darstellen. Diese Annahme wird durch Ergebnisse humaner
Interventionsstudien gestützt, in denen sowohl ein DRT als auch gewichtstragende „High-Impact-Belastungen" wie Sprünge einen positiven Einfluss
auf die Knochenfestigkeit zeigten. Eine vergleichende Metaanalyse (Kemmler
et al., 2020) erfasst indes keine signifikant unterschiedlichen Auswirkungen der
Knochenfaktoren auf die Knochendichte an LWS und Schenkelhals (SH) oder
eine signifikante Überlegenheit kombinierter Trainingsprotokolle. Wir empfehlen
beide Knochenfaktoren in der Trainingspraxis zu berücksichtigen, wobei je nach
Voraussetzungen der Teilnehmer Schwerpunkte gesetzt werden müssen.

3.3.1.3 Belastungsverteilung

Die Belastungsverteilung   stellt einen Parameter der mechanischen Belastung dar,
der nicht zu den Sennschen Knochenfaktoren im engeren Sinne zählt, aber dennoch
die Anpassung des Knochens auf mechanische Belastung modifiziert. Gemäß der
These, dass sich Knochengewebe hinsichtlich seiner Mechanosensitivität den vor-
herrschenden Belastungen anpasst (u. a. Turner, 1998), sind mechanische Stimuli,
die den Knochen in „ungewohnter" und multi-direktionaler Weise beanspruchen,
mit einer größeren Knochenreaktion verbunden als eine habituelle Belastungsverteilung.[5] Dabei ist die osteoanabole Wirkung umso höher, je größer die
Abweichung vom habituellen Bewegungsmuster ist (Lanyon, 1996). Cross-

---

[5] Bspw. Tänze statt Walking.

sektionale Studien (Übersicht in Tenforde & Fredericson, 2011) mit Leistungssportlern unterschiedlicher Disziplinen zeigen, dass mechanische Stimuli mit variablem Belastungsmuster, wie dies z. B. bei Spielsportarten der Fall ist, mit einer höheren Knochendichte assoziiert sind als Sportarten mit gleichförmigen Belastungsmustern wie bspw. Gehen oder Laufen.

3.3.1.4 Knochenfaktor „systemische Komponente"

Der Einfluss mechanischer Belastung auf den Knochenmetabolismus gilt inzwischen als gesichert. Tierexperimentelle Studien, in denen Tierknochen in vivo (am lebenden Tier) über spezielle Apparaturen „belastet" wurden, zeigen, dass isoliert applizierte mechanische Reize ohne jede Aktivierung der Muskulatur und systemischer Größen eine ausgeprägte Wirkung am Knochen entfalten. Im Gegensatz hierzu ist die Bedeutung der Stimulierung der systemischen Komponente (via Hormone, Botenstoffe und Muskelfaktoren) durch körperliche Belastung für funktionelle Anpassungsprozesse des Knochens nicht in diesem Maße bekannt. Trainingswissenschaftlich bedeutsam sind belastungsinduzierte Ausschüttung anaboler Substanzen zur Sicherung von Regeneration, Einleitung und Realisierung von Anpassungsprozessen und Wahrung eines anabolen Stoffwechselniveaus. Insbesondere abhängig von der Reizhöhe[6] können kurze intensive Ausdauer- und insbesondere kraftorientierte Trainingsinhalte hormonelle Veränderungen induzieren, die in engem positivem Zusammenhang mit Knochenmetabolismus und Kalziumhaushalt stehen (u. a. Maimoun & Sultan, 2009). Eine Reihe von Untersuchungen belegt, dass sich bspw. in der relevanten Zielgruppe der postmenopausalen Frauen durch ein entsprechendes Training (s. o.) die Konzentration von Hormonen, die den Knochenstoffwechsel und die Kalziumhomöostase positiv beeinflussen, verändert. Auch wenn die Ergebnisse bezüglich mancher Parameter inkonsistent sind, so konnten in Trainingsstudien mit postmenopausalen oder ovarektomierten Frauen signifikante belastungsinduzierte Anstiege von (knochen)anabol wirkenden Hormonen wie Östradiol (Kemmler et al., 2003), Dehydroepiandrosteron und Dehydroepiandrosteron-Sulfat (DHEA-S) (Johnson et al., 1997), freiem Testosteron (Kemmler et al., 2003) und Wachstumshormon (Hagberg et al., 1988; Kemmler et al., 2003) beobachtet werden (Übersicht in Kraemer, 1998). Das „Mechanostatmodell" (Frost, 1992) impliziert darüber hinaus eine permissive (zulassende) Interaktion von systemischen und mechanischen Knochenfaktoren. Ein „günstiges" hormonelles Milieu äußert sich in höheren ossären Effekten desselben mechanischen Reizes. Mechanische Reize, die im Östrogenmangelzustand die individuelle Reizschwelle nicht überschreiten und so keine weiteren Anpassungserscheinungen auslösen, entfalten nach östrogeninduzierter Absenkung dieser Schwelle („set point") mit höherer Wahrscheinlichkeit Wirkung am Knochen. Im Gegensatz dazu zeigen Trainingsinhalte, die vor der Menopause Effekte am Knochen aufweisen, nach

---

[6] Kurze, intensive Reize scheinen dabei besonders geeignet die Serumkonzentration anabol wirkender Hormone und Substanzen zu erhöhen (Jansson et al., 2022).

der Menopause (also im „Östradiolmangelstatus") keine entsprechenden Auswirkungen mehr (Bassey et al., 2002). Allerdings kann sehr umfangsorientierte
Belastung im (hoch)leistungssportlichen Ausdauersport zu einer andauernden
Suppression der anabolen Achse und korrespondierend zu negativen Effekten auf
die Knochenfestigkeit führen (Scofield & Hecht, 2012) (Abb. 3.5).

Relevanz und Interaktion der „Knochenfaktoren" lassen sich am Beispiel unterschiedlicher Disziplinen des Hochleistungssports sehr gut demonstrieren. Studien
mit adulten Sportlerkollektiven bieten den Vorteil, die inhaltlichen Schwerpunkte der Disziplin sehr selektiv, mit optimierter Belastungskomposition und
ausreichend langer Expositionsdauer zu adressieren. Eine inadäquate Trainings-
komposition und -durchführung, wie häufig im Gesundheits- oder Seniorensport
durch (zu) geringe Trainingshäufigkeit oder Reizhöhe, ist bei diesen hoch-
ambitionierten Kollektiven auszuschließen. Dekliniert man die oben aufgeführten
Knochenfaktoren   exemplarisch   anhand   leistungssportlich   durchgeführter
Disziplinen durch, so zeigt sich die in Tab. 3.3 abgebildete osteoanabole Potenz.

Querschnittstudien belegen die hohe osteoanabole Potenz von Kraftsport-
arten wie Gewichtheben oder Kraftdreikampf. Die besonders hohen Knochen-

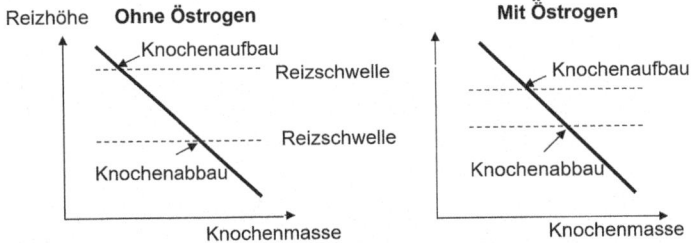

Abb. 3.5 Set-Point-Theorie

Tab. 3.3 Osteoanabole Potenz unterschiedlicher leistungssportlicher Disziplinen. Ergebnisse
von Querschnittstudien („Cross-sektionale studies") mit Leistungs-/Hochleistungssportlern

Sportart	Axiale Belastung	Muskelzugbelastung	Verteilungsmuster	Systemischer Effekt
Kraftsport	+++	+++	+	+
Kunstturnen	+++	++	+++	+
Basketball	+++	+	+++	+/0
Leichtathletischer Sprint	++	++	+/0	+
Marathonlauf	+	0	0	0/-
Schwimmsport	0	+	+/0	0/-
Straßenradsport	0	0	0	0/-

+++,++,+: sehr hohe, hohe, moderat hohe positive Auswirkung; 0: vernachlässigbare Auswirkung; – negative Auswirkungen

dichtewerte u. a. an LWS und SH (Heinonen et al., 1995; Sabo et al., 1994) begründen sich auf der sehr hohen mechanischen Beanspruchung bei „günstigem" hormonellem Milieu. Ähnliches gilt für Kunstturnen, bei dem bspw. bei der Landung von Reck oder Stufenbarren extrem hohe Bodenreaktionskräfte (also axiale Stimuli) erreicht werden. Die intensitätsorientierte Trainings- und Wettkampfdurchführung mit vergleichsweise kurzer Belastungsdauer lässt ebenfalls Rückschlüsse auf anabole systemische Veränderungen zu. Schwimmsport und in noch höherem Maße professioneller Straßenradsport ist im Gegensatz dazu durch niedrige, da umfangsorientierte mechanische Belastung, gleichförmiges Verteilungsmuster und tendenziell negativen Auswirkungen auf das endokrine System (Constantini & Warren, 1995) charakterisiert. Konsequenterweise belegen Untersuchungen mit diesen Sportlerkollektiven keine oder negative Wirkung auf die Knochendichte unterschiedlicher Skelettregionen (Gomez-Bruton et al., 2013; Olmedillas et al., 2012).

Da die überwiegende Anzahl der oben aufgeführten Studienergebnisse auf Querschnittstudien („Cross-sektionale studies") basiert, ist ein Kausalzusammenhang („Wenn-dann-Beziehung") nicht eindeutig belegbar. So stellt sich bspw. die Frage, ob tatsächlich die inhärenten mechanischen/systemischen Charakteristika der Disziplin eine hohe Knochendichte generieren, oder ob nicht eine entsprechend hohe Frakturwiderstandsfähigkeit vielmehr die Voraussetzung darstellt, in der Sportart verletzungsfrei zu bleiben und somit Höchstleistungen zu vollbringen (Suominen, 1993). Die überwiegend signifikanten Unterschiede der Knochendichtewerte bzw. der -Querschnittsfläche zwischen Spielarm und unbelastetem Arm bei unilateralen Sportarten wie Tennis, Squash und Volleyball (bspw. Haapasalo et al., 2000; Kontulainen et al., 2003) oder Sprungbein und Schwungbein bei leichtathletischen Springern (Weatherholt & Warden, 2016) deuten aber darauf hin, dass ursächlich die sportartspezifische Belastung die überdurchschnittlich hohe Knochenfestigkeit triggert.

▶ Belastungen, die mit hohen muskulären Spannungen, hohen Impactbelastungen und variabler Belastungsverteilung verbunden sind, haben eine hohe Wirksamkeit für den Knochen. Zyklische, umfangbetonte (Ausdauer-)Sportarten mit wenig variabler Belastungsverteilung, die nur mit geringen axialen Belastungen und relativ niedrigen maximalen Muskelspannungen verbunden sind, haben keinen bzw. nur einen geringen Einfluss (z. B. belastete Regionen beim Laufen). Sehr umfangsorientierte Ausdauersportarten können sich durch katabole Effekte insbesondere im Bereich mechanisch nicht oder wenig belasteter Skelettregionen negativ auf den Knochen auswirken.

Nun ist allerdings anzumerken, dass im Gesundheitssport die Gefahr einer katabolen Stoffwechsellage über (sehr) hohe Trainingsvolumina sehr überschaubar bleibt und ein entsprechend negativer Effekt des Trainingsinhalts auf die Knochenfestigkeit bei nichtathletischen Kollektiven nicht zu erwarten ist. Parallel dazu liegt die Reizschwelle[7] im Zielkollektiv von Menschen, die von einer Osteoporose betroffen oder gefährdet sind, deutlich niedriger als bei Sportlerkollektiven, sodass auch niedrige mechanische Reize möglicherweise Anpassungserscheinungen auslösen können. Insofern lohnt es sich, einige ausgewählte Trainingsinhalte hinsichtlich ihrer osteogenen Potenz genauer zu adressieren (s.u.).

3.3.1.5 Einfluss ausgewählter Trainingsinhalte auf die Knochendichte

Walking, Schwimmen, Wassergymnastik, aber auch die alternativen Trainingstechnologien „Ganzkörper-Vibration" (WBV) und „Ganzkörper-Elektromyostimulation" (WB-EMS) sind Trainingsinhalte, die (auch) von Kollektiven mit orthopädischen Limitationen/eingeschränkter Leistungsfähigkeit weitgehend problemlos durchgeführt werden, aber hinsichtlich ihres osteoanabolen Potenzials z.T. nur schwer einzuordnen sind.

3.3.1.5.1 Walking

Durch seine hohe Popularität, einfache Durchführbarkeit, relativ geringe Gelenkbelastung sowie positiven Effekte auf kardiometabolische Größen wäre „Walking" eine gute Option zur sicheren und eigenverantwortlichen Frakturprophylaxe. Eine große Anzahl von Studien erforschte bereits den Effekt von Walking (und/oder Nordic Walking) auf die Knochendichte an den relevanten Skelettregionen LWS und SH. Fasst man die Ergebnisse dieser Untersuchungen (meist) mit postmenopausalen Frauen oder älteren Männern in systematischen Übersichtsarbeiten und Metaanalysen (u. a. Ma et al., 2013; Rodrigues et al., 2021) zusammen, zeigen sich keine signifikanten Effekte von Walking auf die Knochendichte an den mechanisch beanspruchten Regionen LWS, SH sowie (nachvollziehbarerweise) an Unterarmregionen wie Radius oder Ulna. Bei differenzierter Betrachtung zeigen sich die Ergebnisse jedoch nicht ganz so eindeutig. So weist bspw. eine Subanalyse der umfangreichsten Literaturübersicht (Ma et al., 2013) mit 10 Einzelstudien isolierter Walking-Interventionen mit peri- und postmenopausalen Frauen für eine Interventionsdauer >6 Monate signifikant positive Effekte von Walking auf die SH-BMD nach. Da die vorherrschende Knochenanpassung auf mechanische Belastung, das sogenannte „Remodeling" beim Erwachsenen, längere Zeit in Anspruch nimmt (Erben, 2015; Eriksen, 2010), ist ein unter 6-monatiger Studienzeitraum schlicht zu kurz, um das volle Ausmaß der trainingsinduzierten Veränderung des mineralisierten Knochens mittels DXA oder QCT-Messung zu erfassen.

---

[7] ...also die physiologische Schwelle, die von einem Reiz überschritten werden muss, um Anpassungserscheinungen auszulösen.

▶ **Remodeling**

Im adulten Knochen handelt es sich bei der weitaus größten Anzahl von Knochenbildungen um das sogenannte Remodeling, bei dem sich anstelle des resorbierten Knochens neuer Knochen bildet. Remodeling hat grundsätzlich zwei Funktionen: Aufrechterhaltung/Erweiterung der mechanischen Funktion des Knochens und Kalziumhomöostase. Je nach den herrschenden Verhältnissen kann es nach Knochenresorption zu einem unvollständigen Ersatz (also Verlust), einem vollständigen Ausgleich oder gar einem leichten Zugewinn an Knochenmasse kommen. Auf mechanischer Ebene ist Remodeling für Erhalt (Mikrofrakturenreparation) oder Ausbau (Veränderung der Belastungssituation) der funktionalen Kompetenz des Gewebes verantwortlich. Insgesamt dauert ein kompletter A-R-F-(Remodeling-)Zyklus (Aktivierung-Resorption-Formation) beim gesunden Menschen ca. 6–7 Monate (trabekuläres Gewebe), wobei einige Substanzen, aber auch Erkrankungen wie Osteoporose und Osteomalazie den Vorgang sehr deutlich verlängern können. Da die DXA-Messung nur die am Ende des Formationsvorgangs niedergelegte mineralisierte Matrix erfassen kann, ist bspw. eine halbjährliche Knochendichtemessung zur Erfassung eines Interventionseffektes nicht sinnvoll und führt zu fehlerhaften Ergebnissen/Interpretationen.

▶ **Modeling**

Modeling (Formveränderung des Knochens) findet an der Oberfläche bereits vorhandener Knochenstrukturen statt. Aufgrund veränderter mechanischer Belastung kommt es an Stellen hoher Belastung zu einer kontinuierlichen Zunahme von Knochensubstanz, während es an entsprechenden Stellen niedriger Belastung zu einer Knochenresorption kommen kann (keine Koppelung von Resorption und Formation). Modeling determiniert maßgeblich die Makroarchitektur des Knochens sowie die kortikale Dicke. Modeling als Komponente der Anpassung an überschwellige mechanische Reize beim Menschen kommt überwiegend in Kindheit und Jugend vor.

Weitere Limitationen, die eine klare Interpretation der Daten dieser Metaanalyse erschweren, sind fehlende Angaben für die Gehgeschwindigkeit[8] und den Vortrainingszustand. So erhöht eine schnellere Geschwindigkeit beim Walking die Bodenreaktionskräfte relevant (Nilsson & Thorstenssen, 1989). Zudem ist anzunehmen, dass Personen ohne relevantes Vortraining oder einschlägige körperliche Aktivität deutlich mehr von einem Walkingtraining profitieren als Menschen, die einen körperlich aktiven Lebensstil pflegen oder regelmäßig wandern. Lediglich eine Untersuchung fokussiert auf die einschlägig relevante Stichprobe

---

[8] Die Belastungsbeschreibung vieler Untersuchung gibt bezüglich der Reizhöhe lediglich „brisk walking" (zügiges oder flottes Gehen) an.

älterer Menschen mit niedriger Knochendichte (Osteopenie/Osteoporose), für die Walking eine (der wenigen selbstständig durchführbaren) Trainingsoptionen darstellt. Rodriguez et al. (2021) fokussieren in ihrer Metaanalyse (13 eligible Studien) auf über 50-jährige Menschen mit erhöhtem Frakturrisiko. Allerdings konzentrierte sich nur eine randomisierte kontrollierte Untersuchung auf ein isoliertes Walking-Protokoll (Ebrahim et al., 1997). Die Autoren (Ebrahim et al., 1997) führten mit älteren postmenopausalen Frauen (67±8 Jahre) mit Oberarmfraktur, aber altersgemäßer Knochendichte an LWS und SH, ein „Walkingtraining" („brisk walking") 3 × 40 min/Woche über 24 Monate durch. Trotz eines leicht positiven Effekts zugunsten der Walkinggruppe konnten zu keinem Zeitpunkt signifikante Unterschiede für die Knochendichte an LWS und SH im Vergleich zu einer nichttrainierenden Kontrollgruppe erbracht werden. Als Fazit ziehen wir somit, dass möglicherweise ältere leistungsschwächere Personengruppen von einem Walkingtraining mit Zunahme der Knochenfestigkeit profitieren könnten, dass es aber für diese Personengruppe dennoch nicht den Trainingsinhalt der Wahl zur Frakturprophylaxe darstellt (Abschn. 3.4.1.3.4).

3.3.1.5.2 Schwimmen

Wie bereits oben diskutiert, ist leistungssportliches Schwimmen als per se nicht gewichtstragende Sportart mit überwiegend umfangsorientierter und somit wenig intensiver Muskelzugbelastung als nicht oder wenig osteoanabol einzuschätzen. Faktisch bestätigen alle Cross-sektionale Untersuchungen mit Athletenkollektiven diese Charakterisierung für die Knochendichte an LWS und SH, aber auch für die Unterarmregionen, (u. a. Creighton et al., 2001; Dook et al., 1996; Taaffe et al., 1995). Zudem adressiert die Mehrzahl der Literaturübersichten zum Effekt von Schwimmen auf die BMD bei Kindern, Heranwachsenden und (eingeschränkt) Erwachsenen den Effekt (Gomez-Bruton et al., 2013; Su et al., 2020) leistungssportlichen Schwimmens. Ein positiver Effekt im Vergleich zu einer nichttrainierenden Kontrollgruppe zeigte sich dabei in keinem Fall. Angesichts der Popularität von Schwimmen gerade bei älteren Menschen mit orthopädischen Limitationen ist es verwunderlich, dass mit Mohr et al. (Mohr et al., 2015) lediglich eine Untersuchung die Auswirkungen eines „Schwimmtrainings" auf die Knochendichte von Frauen in mittlerem Lebensalter erfasst. Die Autoren zeigen, dass unabhängig von der Reizhöhe (10 × 30 s Schwimmintervalle mit 120 s Pause oder 3 × 45–60 min/Woche niedrig-intensive Dauermethode) Schwimmen keine signifikante Effekte verglichen mit einer nichttrainierenden KG aufweist. Als Fazit ist somit zu ziehen, dass Schwimmen trotz nachgewiesener positiver Effekte auf kardiometabolische Größen und körperliche Fitness sicher nicht die Methode der Wahl zur Steigerung der Knochenfestigkeit darstellt.

3.3.1.5.3 Wassergymnastik

Wassergymnastik ist insbesondere in Deutschland eine sehr populäre Trainingsform, die im Rahmen des Rehabilitationssports und Funktionstrainings (§ 64 SGB IX; [BAR 2022, SGB_IX 2019]) in einer Vielzahl von Trainingsgruppen (ca. 15.000) insbesondere im Bereich „Sport mit Osteoporose-Erkrankten" umgesetzt wird. Insofern ist es erstaunlich, dass bislang keine nationale Untersuchung die Effekte von Wassergymnastik im Setting des Rehabilitationssports/ Funktionstrainings evaluiert hat. Dies wäre aber von entscheidender Bedeutung für die künftige Ausrichtung des Rehabilitationssports bzw. Funktionstrainings im Indikationsbereich der „Osteoporose". Grundsätzlich zeigt „Wassergymnastik" positive Effekte auf die Knochendichte bei Erwachsenen in mittlerem bis hohem Lebensalter (Simas et al., 2017), wobei „landbasierte" Trainingsprotokolle insbesondere für die LWS signifikant günstigere Veränderungen der Knochendichte zeigen. Eine von uns durchgeführte systematische Übersichtsarbeit mit Metaanalyse (Schinzel et al., 2023), die randomisierte und nicht-randomisierte kontrollierte Studien mit mindestens einer Übungsgruppe im Vergleich zu einer Kontrollgruppe mit erwachsenen Teilnehmern beiderlei Geschlechts mit einer Mindestdauer von 6 Monaten einschloss, bestätigt den günstigen Effekte von Wassergymnastik auf die Knochendichte an LWS und SH. Im Detail wurden 11 passende Untersuchungen eingeschlossen, die zusammengefasste Anzahl der Teilnehmer lag bei 281 in der TG and 274 in der KG. Zusammengefasst konnten signifikante positive Effekte (Wassergymnastik versus nichttrainierende Kontrollgruppe) für die Knochendichte an LWS (standardisierte Mittelwertdifferenz[9] [SMD]: 0,30, 95 % KI 0,11–0,49, moderate bis hohe Vertrauenswürdigkeit) und SH (SMD 0,68; 04–1,32; moderate Vertrauenswürdigkeit) nachgewiesen werden. Die Heterogenität zwischen den Studienergebnissen war jedoch – zumindest für die Schenkelhalsregion – sehr hoch, was darauf hindeutet, dass andere Belastungsgrößen das Ergebnis beeinflussten. Eine Subanalyse für die Studiendauer zeigte indes nur marginal bessere Effekte für eine längere Studiendauer, sodass ein verfälschender Effekt eines zu kurzen Messzeitintervalls (s. oben) weitgehend ausgeschlossen werden kann. Insgesamt kann somit der positive Effekt einer Wassergymnastik auf die Knochendichte bestätigt werden. Allerdings besteht eine signifikante Überlegenheit landbasierter (gegenüber wasserbasierter) Trainingsprogramme für die LWS- und SH-Knochendichte. Tatsächlich sind aufgrund des Auftriebseffekts bei wasserbasierten Programmen die Spitzenwerte der vertikalen Bodenreaktionskräfte bei typischen Wasserübungen (z. B. stationäres Laufen, Nordic Skiing) lediglich halb so hoch wie bei Durchführung an Land (Alberton et al., 2013). Entsprechend wird der ossäre Effekt wasserbasierter Übungsprogramme von Gelenkreaktionskräften („joint reaction forces") ausgelöst, während die Wirkung von Bodenreaktionskräften bei Übungen im typischerweise brusthohen Wasser wahrscheinlich weitgehend vernachlässigbar ist (Alberton et al., 2013). Allerdings sind geringere Gelenkbelastungen, eine schmerzlindernde Wirkung (Falagas et al., 2007) und das vernachlässigbare Sturzrisiko bzw. die fehlende Verletzungsgefahr gewichtige Argumente, Wassergymnastik als Trainingsoption bei Menschen mit osteoartikulären Einschränkungen, Übergewicht und besonders bei altersbedingten körperlichen Einschränkungen zu applizieren (Abb. 3.6, 3.7).

---

[9] Die standardisierte Mittelwertsdifferenz berechnet sich auf der Mittelwertsdifferenz zwischen Interventions- und Kontrollgruppe, geteilt durch deren mittlere Standardabweichung. Werte ab 0,2 gelten als niedrig, ab 0,5 als moderat und ab 0,8 als hoch.

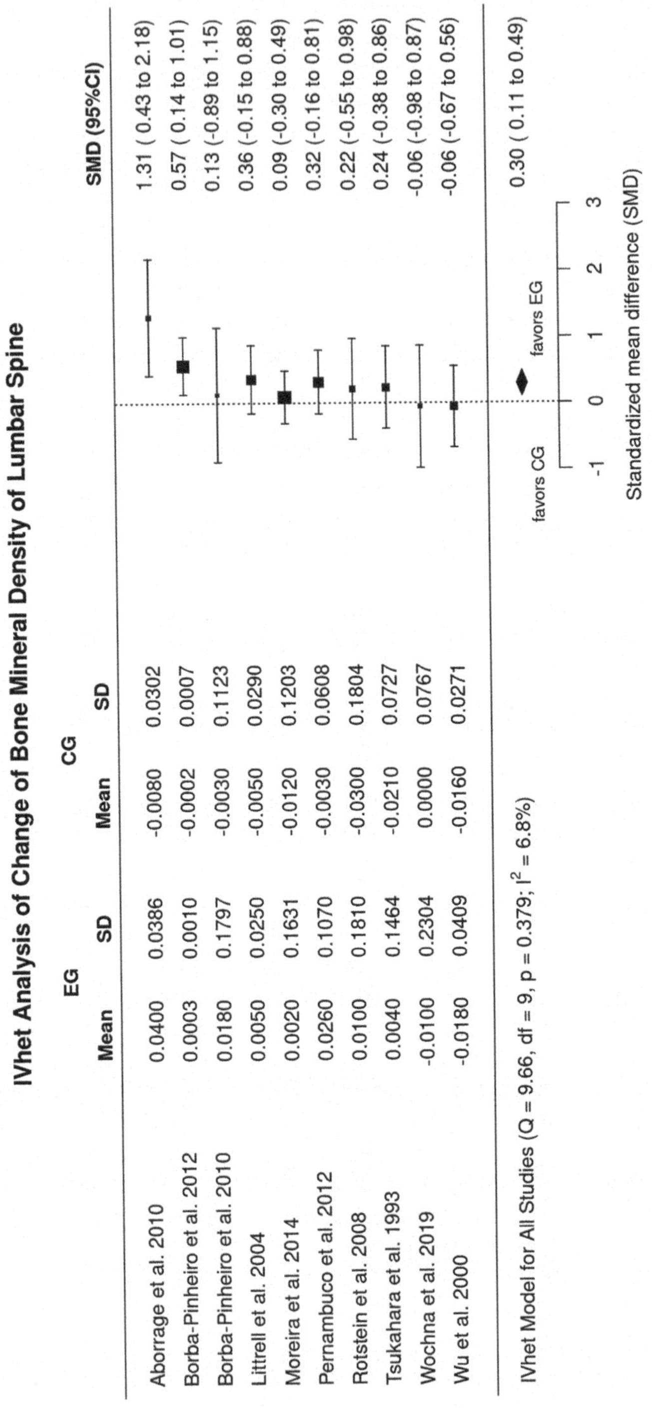
IVhet Analysis of Change of Bone Mineral Density of Lumbar Spine
EG
CG
Mean
SD
Mean
SD
SMD (95%CI)
Aborrage et al. 2010 0.0400 0.0386 -0.0080 0.0302 1.31 (0.43 to 2.18)
Borba-Pinheiro et al. 2012 0.0003 0.0010 -0.0002 0.0007 0.57 (0.14 to 1.01)
Borba-Pinheiro et al. 2010 0.0180 0.1797 -0.0030 0.1123 0.13 (-0.89 to 1.15)
Littrell et al. 2004 0.0050 0.0250 -0.0050 0.0290 0.36 (-0.15 to 0.88)
Moreira et al. 2014 0.0020 0.1631 -0.0120 0.1203 0.09 (-0.30 to 0.49)
Pernambuco et al. 2012 0.0260 0.1070 -0.0030 0.0608 0.32 (-0.16 to 0.81)
Rotstein et al. 2008 0.0100 0.1810 -0.0300 0.1804 0.22 (-0.55 to 0.98)
Tsukahara et al. 1993 0.0040 0.1464 -0.0210 0.0727 0.24 (-0.38 to 0.86)
Wochna et al. 2019 -0.0100 0.2304 0.0000 0.0767 -0.06 (-0.98 to 0.87)
Wu et al. 2000 -0.0180 0.0409 -0.0160 0.0271 -0.06 (-0.67 to 0.56)
IVhet Model for All Studies (Q = 9.66, df = 9, p = 0.379; I2 = 6.8%) 0.30 (0.11 to 0.49)
favors CG
favors EG
-1
0
1
2
3
Standardized mean difference (SMD)

Abb. 3.6 Effekte von Wassergymnastik auf die Knochendichte an der Lendenwirbelsäule. Forrest-Plot einer Metaanalyse

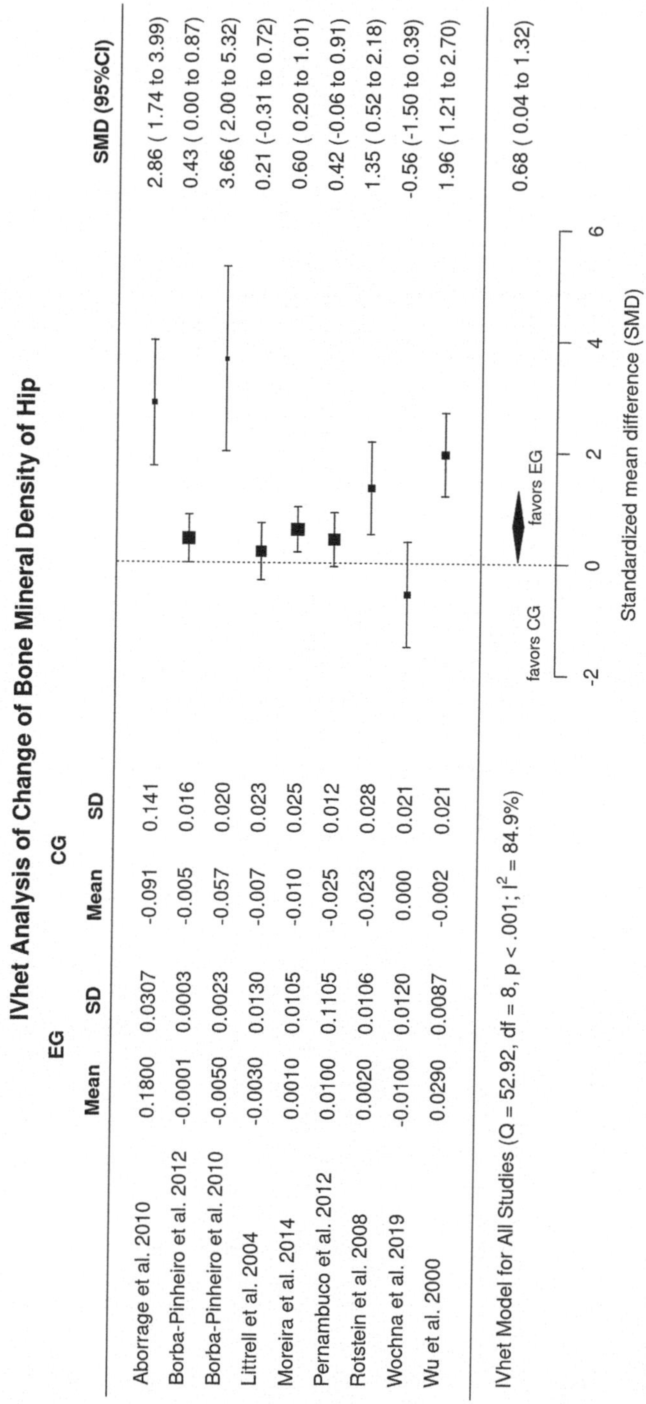

IVhet Analysis of Change of Bone Mineral Density of Hip

	EG		CG		SMD (95%CI)
	Mean	SD	Mean	SD	
Aborrage et al. 2010	0.1800	0.0307	-0.091	0.141	2.86 (1.74 to 3.99)
Borba-Pinheiro et al. 2012	-0.0001	0.0003	-0.005	0.016	0.43 (0.00 to 0.87)
Borba-Pinheiro et al. 2010	-0.0050	0.0023	-0.057	0.020	3.66 (2.00 to 5.32)
Littrell et al. 2004	-0.0030	0.0130	-0.007	0.023	0.21 (-0.31 to 0.72)
Moreira et al. 2014	0.0010	0.0105	-0.010	0.025	0.60 (0.20 to 1.01)
Pernambuco et al. 2012	0.0100	0.1105	-0.025	0.012	0.42 (-0.06 to 0.91)
Rotstein et al. 2008	0.0020	0.0106	-0.023	0.028	1.35 (0.52 to 2.18)
Wochna et al. 2019	-0.0100	0.0120	0.000	0.021	-0.56 (-1.50 to 0.39)
Wu et al. 2000	0.0290	0.0087	-0.002	0.021	1.96 (1.21 to 2.70)
IVhet Model for All Studies (Q = 52.92, df = 8, p < .001; I² = 84.9%)					0.68 (0.04 to 1.32)

favors CG   favors EG

Standardized mean difference (SMD)

Abb. 3.7 Effekte von Wassergymnastik auf die Knochendichte am Schenkelhals. Forrest-Plot einer Metaanalyse

3.3.1.5.4 Radfahren

Ähnlich wie für Schwimmen liegen überraschenderweise keine wissenschaftlichen Untersuchungen vor, die eine isolierte Intervention mit dem Trainingsschwerpunkt Radfahren/Radergometer bei postmenopausalen Frauenkollektiven oder Männern 45 Jahre und älter untersuchen, sodass die Evidenz für Effekte eines gesundheitsorientierten Radtrainings sehr defizitär ist. Grundsätzlich stellt Radfahren ähnlich wie Schwimmen eine nichtgewichtstragende Sportart mit umfangsorientiertem Charakter dar. Mehrere Übersichtsartikel (Nagle et al., 2011; Olmedillas et al., 2012), überwiegend mit athletischen Kollektiven, zeigen einen tendenziell negativen Effekt von leistungsorientiertem Radsport auf Knochengrößen, die in Zusammenhang mit der Knochenfestigkeit stehen. Neben der vernachlässigbaren mechanischen Belastung kann es über die hohe Umfangsorientierung, kurze Regenerationszeiten und hohe Wettkampfdichte besonders im Straßenradsport zu negativen Effekten auf das endokrine System mit Suppression (knochen) anaboler Hormone (Barry et al., 2014) und somit negativer Nettoeffekte auf die Knochengesundheit kommen. Negative Effekte auf das endokrine Milieu sind beim gesundheitsorientierten Radfahren allerdings nicht zu erwarten. Im Gegenteil sollten moderat intensive Belastungen eher mit positiven Effekten auf das endokrine System verbunden sein. Als Fazit ist trotzdem zu ziehen, dass Radfahren vergleichbar wie Schwimmen bei nachgewiesener Effektivität auf kardiometabolische Größen und körperliche Fitness sicher nicht die Methode der Wahl zur Steigerung der Knochenfestigkeit darstellt.

3.3.1.5.5 Ganzkörper-Vibrationstraining (WBV)

Ganzkörper-Vibrationstraining („whole-body vibration training", WBV-Training) ist eine alternative Trainingsmethode/-technologie, bei welcher der menschliche Körper auf einer Vibrationsplatte steht und Schwingungen ausgesetzt wird. Diese Schwingungen wirken als Reiz auf verschiedene Körperstrukturen. Insbesondere im Handlungsbereich der Osteoporose wird diskutiert, ob Vibrationstraining eine zeiteffiziente Alternative zum herkömmlichen Training darstellt. Es gibt vergleichsweise viele wissenschaftliche Studien, welche eine positive Wirkung von Vibrationsreizen auf die Knochendichte belegen. Neben den Effekten auf das Skelettsystem zeigen Studien auch neuromuskuläre Anpassungen, die sich positiv auf die Leistungsfähigkeit, Bewegungssicherheit und Sturzgefahr (Abschn. 3.4.1.7) älterer Menschen auswirken können. Im Folgenden werden die Trainingsform WBV- und die aktuelle Evidenz, insbesondere in Bezug auf die positive Beeinflussung der Knochendichte, genauer dargestellt.

Die Ergebnisse von tierexperimentellen Studien zum Einfluss von Vibrationstraining auf Knochengrössen sind sehr einheitlich positiv und oft äußerst beeindruckend. Eine wegweisende Studie von Rubin et al. an erwachsenen Schafen zeigte, dass ein niedrigintensives Vibrationstraining über ein Jahr (20 min pro Tag, 5 Tage pro Woche, 0,3 g, <10 µΣ) zu einer signifikanten Steigerung der trabekulären Knochendichte am proximalen Femur (gemessen mittels pQCT) um 34 % führte (p<0,01). Zudem wurde eine 27 % ige Erhöhung der Bruchfestigkeit beobachtet (p<0,05) (Rubin et al., 2001). Die vielversprechenden Ergebnisse tierexperimenteller Studien haben dazu geführt, dass Vibrationstraining als nichtpharmakologische Maßnahme zur Behandlung von Osteoporose intensiv am Menschen erforscht wurde. Leider sind die Ergebnisse entsprechender humaner Studien eher uneinheitlich. Ein möglicher Grund dafür sind die großen Unterschiede in den Vibrations- und Trainingsprotokollen, die in den Studien verwendet wurden.

Vibrationssysteme und -technik

Zunächst finden verschiedene Arten von Vibrationsplatten Anwendung, die sich grundlegend in ihrer Mechanik unterscheiden. Man kann zwischen Systemen unterscheiden, die nach dem „Wippprinzip" (seitenalternierende Vibration) arbeiten, und solchen die nach dem „Hubprinzip" (vertikale Vibration) konstruiert sind. Auch der applizierte Vibrationsstimulus ist äußerst unterschiedlich. Der Vibrationsreiz wird primär durch die Parameter Auslenkung der Platte (in mm) und Frequenz (in Hz) bestimmt. Durch die Kombination dieser beiden Parameter entsteht die Beschleunigung und somit die Intensität der mechanischen Belastung ($A = 2 \times \pi 2 \times F2 \times D$; A = Beschleunigung, F = Frequenz, D = Amplitude). In der Regel werden Frequenzen von 10–40 Hz und Amplituden von 0,09 bis 12 mm verwendet. Die resultierenden Beschleunigungen aus den verschiedenen Vibrationsprotokollen liegen rechnerisch zwischen dem 0,3- und 18-fachen der Erdbeschleunigung. Je nach Position auf der Platte (bei Beugung der Gelenke) wird jedoch nur ein Bruchteil der berechneten Beschleunigung auf verschiedene Skelettregionen übertragen (Pel et al., 2009).

Bei vertikal vibrierenden Platten gibt es eine Unterscheidung zwischen hochintensiven (über 1 g: „supra g") und niederintensiven (unter 1 g: „sub-g") Geräten oder WBV-Trainingsprotokollen – abhängig von der berechneten Beschleunigung der Platte. Auch die Dauer und Häufigkeit der Anwendung sowie die Art der Übungen, die auf der Platte durchgeführt werden, variieren in den Studien sehr stark. Ein „sub g"-Vibrationstraining zeichnet sich grundsätzlich durch eine hohe Trainingshäufigkeit und längere Trainingsdauer aus, während bei „supra g" Protokollen die WBV-Applikation meist deutlich kürzer und weniger häufig stattfindet.

Evidenz zur Wirkung von WBV-Training auf die Knochendichte bei postmenopausalen Frauen

Eine Bewertung der Evidenz für den Effekt von WBV auf die Knochendichte ist gut möglich. Es gibt eine relativ große Anzahl an randomisierten kontrollierten Studien (RCTs), die in den letzten Jahren in mehreren Metaanalysen zusammengefasst wurden. Der Hauptendpunkt der meisten Studien ist die Knochendichte (BMD), die mittels DXA in der Lendenwirbelsäule (LWS) und/oder Hüfte oder einzelnen Hüftregionen gemessen wird.

Eine aktuelle Metaanalyse (basierend auf 23 Studien) von DadeMatthew et al. (2022) untersuchte die Auswirkungen von WBV-Interventionen auf die Knochendichte bei Männern und Frauen unterschiedlichen Alters. Die Ergebnisse zeigten insgesamt einen signifikant positiven Effekt auf die Knochendichtean Hüfte und

LWS. Die Mehrheit der eingeschlossenen Studien wurde dabei mit postmenopausalen Frauenkollektiven durchgeführt.

Eine weitere aktuelle Metaanalyse (basierend auf 20 Studien) von de
Oliveira et al. (2023) untersuchte den Effekt von WBV auf die Knochendichte
ausschließlich bei postmenopausalen Frauen. Die Analyse ergab signifikante
Effekte von WBV auf die Knochendichte der LWS und des Trochanters im Vergleich zu Kontrollgruppen. Es wurden jedoch keine signifikanten Veränderungen
in weiteren, osteologisch bedeutsameren Hüftregionen („total hip", „femoral
neck") festgestellt.

Die in den Metaanalysen enthaltenen Untersuchungen zeigten erhebliche
Unterschiede in Bezug auf die verwendeten Geräte und die Belastungs- und
Trainingsprotokolle. Aufgrund der Heterogenität der eingeschlossenen Studien
ist es daher wichtig, eine differenzierte Betrachtungsweise vorzunehmen, die in
den Metaanalysen teilweise durch Subanalysen/Metaregression verfolgt wird.
In der Analyse von Oliveira et al. zeigten die meisten Studien, die ein supra-g-
WBV-Training durchgeführt haben, signifikant positive Ergebnisse in Bezug auf
die Knochendichte der LWS und/oder der Hüfte (11 von 18 Studien) (de Oliveira
et al., 2023). Sowohl bei vertikaler (7 von 12 Studien mit positivem Ergebnis)
als auch seitlicher Auslenkung der Platte (4 von 6 Studien mit positivem Ergebnis) wurden bei supra-g-Protokollen entsprechende osteogene Effekte berichtet.
Innerhalb der Metaanalyse von de Oliveira et al. (2023) wurde eine vergleichende
Subanalyse der beiden Vibrationsmodi „seitenalternierend" vs. „vertikal" durchgeführt. Dabei wurden signifikante Effekte von seitenalternierender Ganzkörper-
Vibration (WBV) auf die Knochendichte der LWS und der Trochanterregion
festgestellt. Bei der vertikalen Vibration wurde eine (tendenziell geringere)
signifikante Wirkung auf die BMD-LWS und keine signifikante Wirkung auf
die Hüfte oder einzelne Hüftregionen beobachtet. Auch in der Metaanalyse von
DadeMatthews et al. (2022) wurden die Effekte von vertikaler und seitenalternierender Vibration verglichen. Die Ergebnisse zeigten, dass die Verwendung von
seitenalternierenden WBV-Plattformen zu signifikant günstigeren Veränderungen
der Knochendichte im Vergleich zu vertikalen WBV-Plattformen führte.

Vibrationsgrößen

Es ist wichtig zu beachten, dass es eine große Heterogenität zwischen den einzelnen Studien innerhalb der Metaanalysen hinsichtlich verschiedener Trainings-
und Vibrationsparameter gibt und die Evidenz in den Subanalysen somit meist
limitiert ist. Daher sollten Aussagen über die Überlegenheit eines Systems nur mit
äußerster Vorsicht betrachtet werden.

In der Analyse von De Oliveira et al. (2023) wurde in 7 Studien ein sub
g-WBV angewendet. Es ist wichtig festzustellen, dass trotz hoher Fallzahlen,
langer Studiendauer (8–24 Monate), hoher Trainingshäufigkeit (5–7 TE/W) und
angemessener Trainingsdauer (10–20 min) in keiner Einzelstudie ein signifikanter

Effekt auf die Knochendichte der LWS und/oder Hüfte/Hüftregionen nachgewiesen wurde, wenn mittels Goldstandard DXA gemessen wurde.

In der Metaanalyse von De Oliveira et al. (de Oliveira et al., 2023) ergibt die kumulative Analyse der sub g WBV-Studien einen signifikanten Effekt auf die BMD der LWS, nicht jedoch der Hüfte/Hüftregionen. Aufgrund der hohen Qualität der Evidenz (hohe Fallzahl und gute methodische Qualität der einzelnen Studien) empfehlen die Autoren dennoch WBV mit hoher Frequenz (30 Hz), niedriger Intensität (0,3 g) und hohem Trainingsumfang zur Verbesserung der BMD der LWS bei postmenopausalen Frauen. Es ist wichtig anzumerken, dass die Veränderungen der BMD (0,004 g/cm^2) und die entsprechende Effektstärke in der Tat sehr gering sind, was die klinische Relevanz der Effekte einer sub-g Applikation fraglich macht. Darüber hinaus stellt sich angesichts des hohen Trainingsvolumens mit dem diese Methode verbunden ist (5–7 Trainingseinheiten pro Woche à 10–20 min) die Frage nach dem Verhältnis von Aufwand und Nutzen insbesondere unter der Prämisse, dass nur Wenigen ein WBV-Training zu Hause möglich ist.

Leider gibt es nicht ausreichend Daten um passgenaue, evidenzbasierte Empfehlungen für die optimale Gestaltung der mechanischen Belastungsparameter Frequenz, Amplitude, Reizdauer und Trainingshäufigkeit beim WBV-Training zu nennen. Beim WBV-Training resultiert die mechanische Stimulation des Knochens aus der Kombination aller Belastungsparameter, daher muss die Analyse der Wirkung eines Parameters immer unter Berücksichtigung der Gestaltung der anderen Belastungsparameter erfolgen.

In der Studie von de Oliveira et al. (2023) wurde festgestellt, dass sowohl niedrige Frequenzen (12,5–20 Hz) als auch höhere Frequenzen (20–40 Hz) eine positive Auswirkung auf die BMD im Bereich der Lendenwirbelsäule und des Trochanters hatten. Es ist wichtig darauf hinzuweisen, dass Frequenzen unter 20 Hz nur bei seitenalternierendem WBV-Training verwendet wurden. Wenn man nach Vibrationsplatten kategorisiert, zeigten sich bei Studien, in denen supra-g-WBV-Protokolle Anwendung fanden auf vertikal vibrierenden Platten bei Frequenzen zwischen 20 und 40 Hz und bei seitenalternierend vibrierenden Platten bei Frequenzen zwischen 12,5 und 30 Hz positive Effekte auf die BMD. Die vertikalen Vibrationsprotokolle mit osteogenen Effekten hatten eine Plattenauslenkung von 1,5 bis 4 mm, während bei seitenalternierender WBV eine Auslenkung von 4 bis 12 mm verwendet wurde.

Fasst man andere Trainingsparameter effektiver Protokolle zusammen, so waren bei der Anwendung von supra-g-WBV-Protokollen auf vertikalen oder seitenalternierenden Platten eine Trainingshäufigkeit von 2–3 Trainingseinheiten und eine Trainingsdauer von 10–20 min in der Mehrzahl der Studien geeignet, um eine osteogene Wirkung auf die BMD zu erzielen. Die rechnerisch resultierenden Beschleunigungen effektiver supra-g-Protokolle betrugen 3–18 g.

Im Gegensatz zu supra-g-Protokollen waren die sub-g-WBV-Protokolle, die in den Studien verwendet wurden, inhaltlich weitgehend identisch (meistens ca. 0,05 mm Auslenkung, 30 Hz, 0,3 g, in der Regel 5–7 × 20 min/Woche). Die Effektstärke in den einzelnen Studien war hier allerdings so gering, dass nur eine kumulierte Analyse aller sub-g-Studien eine signifikante Wirkung im Bereich der LWS, nicht jedoch im Bereich der Hüfte ergab.

Neben der positiven Auswirkung auf die Festigkeit der Knochen strebt WBV auch eine Verbesserung des neuromuskulären Funktionszustands an. Eine wachsende Anzahl von Studien zeigt, dass WBV-Interventionen dazu beitragen können, die Muskelkraft und die funktionellen motorischen Fähigkeiten zu verbessern (Rittweger, 2022). Die neuromuskuläre Wirkung von WBV wird durch den Vibrationsreflex erklärt, der auf dem Muskeldehnungsreflex basiert und mittels Elektromyographie (EMG) messbar ist (Abercromby et al., 2007). Aufgrund der Korrelation zwischen dem Kniebeugewinkel und der Höhe der Muskelaktivierung, die durch WBV induziert wird (Ritzmann et al., 2013), sollten bei supra-g-Protokollen insbesondere Übungen in einer „Squat-Position" durchgeführt werden, um die neuromuskuläre Aktivierung zu fördern und die Schwingungen gleichzeitig zu dämpfen. Die muskuläre Aktivierung ist auf seitenalternierenden Geräten stärker ausgeprägt als bei vertikal vibrierenden Geräten (Abercromby et al., 2007; Ritzmann et al., 2013). Im Allgemeinen besteht ein positiver Zusammenhang zwischen der Muskelaktivität und sowohl der Frequenz als auch der Amplitude (Ritzmann et al., 2013). Eine verbesserte neuromuskuläre Funktion durch WBV-Training kann durch eine Steigerung der Leistungsfähigkeit und Bewegungssicherheit und die damit verbundene Reduzierung der Sturzneigung einen wesentlichen Beitrag zur Verringerung der Inzidenz osteoporotischer Frakturen leisten (Abschn. 3.4.1.7).

Sicherheitsaspekte

Bei vertikaler Vibration ist die Übertragung von Vibrationen auf die Wirbelsäule und den Kopf um 71–189 % höher als bei seitenalternierenden WBV. Die Übertragung von Vibrationen im Körper hängt, wie beschrieben, jedoch stark von der Körperposition und den Gelenkstellungen ab. Durch Beugung der Gelenke kann die Beschleunigung um den Faktor 10 reduziert werden (Pel et al., 2009). Bei intensivem supra-g-WBV ist es demnach wichtig, die Gelenke im Bereich der unteren Extremität zu beugen, um den Vibrationsreiz zu dosieren und die Muskulatur optimal zu aktivieren. Bei einer Position im aufrechten Stand mit durchgestreckten Kniegelenken könnten insbesondere bei vertikal vibrierenden supra-g-Geräten Reizhöhen vorkommen, die bei Patienten mit stark herabgesetzter Knochenfestigkeit oder bereits klinisch manifestierter Osteoporose ein Risiko für Wirbelkörperfrakturen darstellen könnten. Es gibt jedoch in der Literatur keine Hinweise auf diesbezügliche Ereignisse oder unerwünschte osteologische Nebeneffekte durch WBV. In den meisten WBV-Studien wird eine gute Verträglichkeit der angewendeten Protokolle betont. Vibrationsspezifische Beschwerden sind äußerst selten und, falls vorhanden, von geringer Schwere. Somit ist anzunehmen, dass das Nutzen-Risiko-Verhältnis bei korrekter Anwendung von supra-g-Protokollen selbst bei Kollektiven mit stark herabgesetzter Knochenfestigkeit günstig und akzeptabel ist. Bei sub-g-WBV bestehen keine entsprechenden

Risiken. Hier wird in der Regel bewusst eine Exposition im aufrechten Stand mit gestreckten Gelenken durchgeführt, um eine Übertragung der Schwingungen durch das zentrale Achsenskelett von unten nach oben zu gewährleisten. Eine relevante Aktivierung der Muskulatur erfolgt hier allerdings nicht.

Zusammenfassend lässt sich feststellen, dass basierend auf den aktuellen Erkenntnissen das WBV-Training als nicht-pharmakologische Präventions- oder Therapieoption im Bereich Osteoporose empfohlen werden kann. Metaanalysen von randomisierten kontrollierten Studien mit postmenopausalen Frauen (de Oliveira et al., 2023) oder Frauen und Männern unterschiedlichen Alters (DadeMatthews et al., 2022) haben gezeigt, dass WBV einen signifikant positiven Einfluss auf die Knochendichte hat. In den genannten Metaanalysen wurden signifikante und klinisch relevante Effekte auf die BMD der LWS für vertikale und seitenalternierende supra-g-WBV-Protokolle festgestellt, bei denen die Platten eine Beschleunigung von >3 g erzeugen (de Oliveira et al., 2023). Im Gegensatz zur vertikalen Vibration führte die Verwendung von seitenalternierenden WBV-Plattformen zusätzlich zu signifikanten und klinisch relevanten Effekten auf die BMD der Trochanterregion (de Oliveira et al., 2023). Die Effekte des supra-g-WBV-Trainings auf die BMD liegen grob im Bereich konventioneller Trainingsprotokolle (Mohebbi et al., 2023; Shojaa et al., 2020). Studien mit sub-g-Protokollen zeigten kumuliert insgesamt statistisch signifikante, aber geringe Effekte auf die BMD im Bereich der Wirbelsäule (de Oliveira et al. 2023; Fratini et al., 2016), nicht jedoch der Hüfte.

WBV bietet im Bereich der Frakturprophylaxe als nichtpharmakologische Maßnahme ein großes Potenzial. Es spricht insbesondere die breite Zielgruppe derjenigen an, für die ein herkömmliches körperliches Training zur Verbesserung des Knochenstatus und der neuromuskulären Leistungsfähigkeit nicht geeignet oder erwünscht ist. Im Vergleich zum herkömmlichen Sporttreiben gibt es weniger Barrieren für die Durchführung von WBV-Training. Es erfordert subjektiv weniger Anstrengung, ist zeitlich weniger aufwendig und erfordert keine hohen sportmotorischen Fähigkeiten. Daher ist es auch für Menschen attraktiv, die keinen konventionellen Sport betreiben (wollen oder können). Es ist jedoch wichtig zu beachten, dass WBV ein Bein-betontes Kraftausdauertraining darstellt und nur auf die beanspruchten Regionen des muskuloskeletalen Systems wirkt. Durch herkömmliches Training können weitere sportmotorische Fähigkeiten wie Ausdauer, Koordination, Beweglichkeit oder Oberkörperkraft gezielter trainiert werden.

▶ **Zusammenfassende Trainingsempfehlung** Ein supra-g-WBV-Training soll 2- bis 3-mal pro Woche bei mit einer WBV-Expositionszeit von ca. 10 min bei intervallartiger WBV-Applikation durchgeführt werden. Bei vertikaler Vibration haben Frequenzen zwischen 20 und 40 Hz, bei seitenalternierender WBV zwischen 12,5 und 30 Hz eine osteogene Potenz. Auf den Platten ist während der (supra-g) WBV eine Positionierung mit gebeugten Gelenken zu empfehlen. Eine Durchführung von speziellen Übungen während der WBV ist zur positiven Beeinflussung der Knochendichte nicht erforderlich.

3.3.1.5.6 Ganzkörper-Elektromyostimulation (WB-EMS)

Ähnlich wie WBV ist Ganzkörper-Elektromyostimulation (WB-EMS) besonders für ältere Menschen eine attraktive, da zeiteffektive, hochgradig supervidierte und gelenkschonende Trainingstechnologie mit hohen Effekten auf Muskelmasse und -kraft (Kemmler et al., 2022). Ein weiterer Vorteil dieser alternativen Trainingstechnologie ist ihre weite Verbreitung in den DACH-Ländern (Eifler, 2022) und strikte Reglementierung (BMU 2020, 2019). Daneben ist WB-EMS bei der Beachtung international empfohlener Richtlinien (Kemmler et al., 2023) auch bei vulnerablen alten Menschen eine sehr sichere Trainingsform (Bloeckl et al., 2022). In der Summe bietet sich die WB-EMS, welche die unterschwelligen Reize eines leichten Körpertrainings auf ein effektives Maß verstärken kann (Kemmler et al., 2012), somit besonders als Trainingsoption für vulnerable Menschen ohne Zugang oder Neigung zu klassischen Sportprogrammen an. Fasst man die vorliegende Literatur im Bereich „Elektromyostimulation und Knochen" zusammen, so finden sich fast ausschließlich Studien, die den Einfluss von (funktionellem) EMS (meist „FEMS-cycling" oder „FEMS-resistance exercise") bei Querschnittslähmung (SCI) untersuchen. Obgleich die überwiegende Anzahl der Studien in Abhängigkeit von untersuchter Region und Belastungsprotokoll generell positive Effekte auf die Knochendichte der fokussierten Region zeigen (Chen et al., 2005; Eser et al., 2003), sind diese Ergebnisse auf Kollektive ohne schwerwiegende funktionelle Einschränkungen und einer somit deutlich weniger inaktivitätsbedingt herabgesetzten Reizschwelle (Kemmler & von Stengel, 2011) kaum übertragbar. Ganzkörper-Elektromyostimulation (WB-EMS), die im Gegensatz zur lokalen Stimulation alle großen Muskelgruppen simultan, aber mit jeweils dedizierter Reizhöhe stimulieren kann (Kemmler, Kleinoder, & Fröhlich, 2020), hat sich in der Vergangenheit als effektive Trainingsmethode im Spannungsfeld der Sarkopenie[10] herausgestellt (Beckwee et al., 2019; Garber et al., 2011), sodass aufgrund enger Muskel-/Knochen-Interaktion (Qin, et al., 2010) ein relevanter Effekt auf die BMD an LWS und SH zu erwarten ist. Nur wenige Untersuchungen evaluieren die Effekte einer WB-EMS-Applikation auf die Knochendichte (Amaro-Gahete et al., 2019; Paclikova et al., 2021; von Stengel et al., 2015). Lediglich eine der Untersuchungen (von Stengel et al., 2015) erfasste den Effekt eines WB-EMS auf die Knochendichte an LWS und SH über einen ausreichend langen Zeitraum (≥ 6 Monate) und mit ausreichend statistischer „Power". Die 12-monatige RCT schloss weitgehend sportabstinente Frauen von 70 Jahren und älter mit geringer Muskelmasse und einer Osteopenie an LWS oder SH ein. Nach niederfrequenter (85 Hz) Standard-WB-EMS-Applikation (bipolar, Impulsbreite 350 µs, direkter Impulsanstieg, 4 s Impuls – 4 s Impulspause)[11] mit leichten Körperübungen im Stehen $1,5 \times 20$ min/Woche ohne wesentliche „Gelenk- oder Bodenreaktionskräfte" zeigt die Intention-to-treat-Analyse (ITT) einen grenz-

---

[10]Altersinduzierter Rückgang der Muskelfunktion und -masse (Cruz-Jentoft et al., 2019; Fielding et al., 2011).

[11]Klassische kommerzielle Studioapplikationen in den DACH-Ländern.

wertig nicht signifikanten Effekt für die LWS-BMD (p=0,051)[12] im Vergleich zu einer KG mit niedrigintensivem Gymnastikprogramm 1 × 45 min/Woche. Keine wesentlichen Unterschiede (p>0,566) zur KG zeigten sich für die SH-Knochendichte. Im Gegensatz dazu führte die WB-EMS-Intervention zu einer signifikanten Verbesserung von Muskelgrößen wie fettfreie Masse, appendikuläre Muskelmasse oder Muskelkraft (Kemmler et al., 2012).

▶   Das Intention-to-treat-Konzept sieht vor, dass die Daten aller Patienten, die mit der Absicht („intention"), sie zu behandeln („to treat"), eingeschlossen wurden, zu Studienende auch in der Analyse berücksichtigt werden (müssen). Der Einschluss erfolgt auch, wenn die Behandlung nicht in der geplanten Form (per Protokoll) durchgeführt wurde. Fehlende Daten von Probanden, welche die Studie verließen oder für die keine Daten der Kontrollmessung vorliegen, werden durch biometrische Maßnahmen imputiert. Das ITT-Verfahren stellt die üblicherweise vorgegebene Analysemethode von randomisierten kontrollierten Studien dar. Im Allgemeinen sind die Ergebnisse der ITT etwas vorsichtiger (d. h. weniger günstig), als bei einer Per-Protokoll-Analyse, bei der nur protokollkonforme Studienteilnehmer mit vollständigen Datensätzen eingeschlossen werden.

Zusammenfassend ist das Ergebnis der oben aufgeführten Studie nicht einfach zu interpretieren. Einerseits zeigt die WB-EMS-Applikation je nach Analysetyp keine signifikant positiven Effekte auf die BMD an LWS und insbesondere SH auch in Anbetracht der potenziell herabgesetzten ossären Reizschwelle des Studienkollektivs. Andererseits wurde eine isolierte WB-EMS-Applikation ohne wesentliche adjuvante Körperübungen[13] durchgeführt, zudem verwässerte die Implementierung einer aktiven Kontrollgruppe das Ergebnis im Sinne eines geringeren Zwischengruppenunterschieds. Ob und inwieweit eine andere Stimulationskomposition oder begleitende moderate Weight-bearing-Belastung wesentlich günstigere Effekte gezeigt hätte, ist schwer abzuschätzen. Als Fazit ist zum derzeitigen Zeitpunkt zu ziehen, dass der Effekt zumindest einer isolierten WB-EMS auf die Knochendichte, angesichts der postulierten Muskel-Knochen-Interaktion etwas enttäuschend bleibt und künftige Untersuchungen diesen Aspekt mit angemessener Studienlänge, Fallzahl und angepasstem Belastungsprotokoll adressieren sollten.

Fazit

- Charakteristika von Trainingsinhalten mit hohem Effekt auf die Knochenfestigkeit sind hohe Muskelzugsbelastung (bspw. über intensives Krafttraining), hohe axiale Belastung (über intensive gewichtstragende Belastung wie bspw. über

---

[12] Per Protokoll („Finisher") Analyse für Personen mit kompletten Daten: p=0,015 (Kemmler et al., 2013).

[13] Wie bspw. meist bei WBV durchgeführt.

Stampfen oder Springen), ungewöhnliche Belastungsverteilung (bspw. über Tanzen oder Spiele) und ein günstiges hormonelles Milieu (meist generiert über kurze, intensive Belastungsformen).

- Axiale Belastung mit hohem Impact kann bei Gelenkbeschwerden schmerzhaft sein. Im Gegensatz dazu ist Krafttraining auch mit hoher Intensität gut verträglich und kann auch Personen mit Osteoarthrose und schwerer Osteoporose bei Beachtung einiger Vorsichtsmaßnahmen (Kap. 5) empfohlen werden.
- Schwimmen und Radfahren können zur Verbesserung kardiometabolischer Risikofaktoren empfohlen werden. Ihr Stellenwert im Spannungsfeld der Verbesserung der Knochenfestigkeit ist aber zu vernachlässigen.
- Im Gegensatz dazu kann Wassergymnastik besonders für Menschen mit limitierter Leistungsfähigkeit und/oder Gelenkbeschwerden als Trainingsoption zur Verbesserung der Knochenfestigkeit uneingeschränkt empfohlen werden.
- Im Rahmen eines WBV-Trainings wird empfohlen, ein intervallartiges supra-g-Protokoll 2- bis 3-mal ca. 10 min pro Woche durchzuführen. Die Frequenz sollte bei vertikaler Vibration zwischen 20 und 40 Hz, bei seitenalternierender WBV zwischen 12,5 und 30 Hz liegen. Auf den Platten ist während der (supra-g) WBV eine Positionierung mit gebeugten Gelenken zu empfehlen; spezielle, begleitend durchgeführte Körperübungen sind zur Verbesserung der Knochendichte dabei nicht erforderlich.
- Der Stellenwert eines Ganzkörper-EMS-Trainings zur Verbesserung der Knochendichte an Lendenwirbelsäule und Schenkelhals ist derzeit noch schwer einzuschätzen. Die momentan applizierten Stimulationsprotokolle ohne relevante begleitende Körperübungen zeigen lediglich für die LWS-Region positive Ergebnisse.

3.3.2 Trainingsmethoden

Trainingsmethoden gliedern und spezifizieren das Training in mehrfacher Hinsicht. Dies kann für die Anordnung der Trainingsinhalte, der Festlegung der Organisationsform und der Auswahl der Trainingsmittelgelten. Absolut zentralen Stellenwert haben Trainingsmethoden im engeren Sinne im Rahmen der Dosierung und Vorgabe von Trainingsreizen. Nach der trainingsinhaltlichen Frage „was" (bzw. welche Trainingsinhalte) soll appliziert werden, um das/die Trainingsziel(e) zu realisieren, stellt sich im Bereich der Trainingsmethoden nun die Frage „wie" soll das Training durchgeführt werden, um das Trainingsziel möglichst optimal zu realisieren.

3.3.2.1 Anordnung der Trainingsinhalte

Eine Trainingseinheit im Bereich der Frakturprophylaxe folgt einem vergleichbaren Schema wie andere Trainingsprotokolle. In gewisser Abhängigkeit vom Trainingsziel (Abschn. 3.1.3) kann nach einem allgemeinen Aufwärmen mit mehr oder weniger osteoanaboler Ausrichtung ein spezifischeres Aufwärmen unter

Fokussierung des oder der primären Trainingsziele erfolgen. Dies kann im Bereich der Knochenfestigkeit ein HI-Aerobic-Training sein oder (bei weniger belastbaren Kollektiven) eine Polka, also ein Trainingsinhalt mit hoher osteoanaboler Potenz bei relevanten aber unspezifischen Anforderungen an die koordinativen Fähigkeiten oder bei verstärktem Fokus auf die Sturzprophylaxe (Abschn. 3.4) bspw. kleine Spiele zur Verbesserung der Gleichgewichts- und Reaktionsfähigkeit. Im Anschluss fokussiert der Hauptteil der Trainingseinheit spezifisch auf das jeweilige Trainingsziel. Bei einem Training mit heterogenen Gruppen müssen die Trainingsinhalte und die spezifische Übungsauswahl sowie die Belastungsvorgabe so erfolgen, dass die oft unterschiedlichen spezifischen Trainingsziele erreicht werden können, dabei aber kein Gruppenteilnehmer über- oder unterfordert wird. Ein wichtiges Trainingsprinzip dieses Spannungsfeldes ist das „Prinzip der richtigen Belastungsfolge" (Weineck, 2019). Vereinfacht sollen am Anfang der Trainingseinheit Übungen stehen, die ein hohes Maß an körperlicher und geistiger Frische und möglichst vollständiger Erholung erfordern (Lerninhalte, koordinative Fähigkeiten). Es folgen (in dieser Reihenfolge) Schnelligkeits-, Schnellkraft- und Maximalkraft-orientierte Trainingsinhalte. Übungsformen mit moderater Wiederholungszahl/Dauer und submaximaler Reizhöhe folgen vor Trainingsinhalten, die in Richtung Ausdauer weisen (bspw. Kraftausdauer). Ein Training der Ausdauer bildet den Abschluss der Trainingseinheit. In der Trainingspraxis lässt sich diese Reihenfolge aus organisatorischen Gründen erfahrungsgemäß nicht so konsistent einhalten. Trotzdem sollte im Allgemeinen der Grundsatz „koordinative Fähigkeiten vor Kraft vor Ausdauer" möglichst berücksichtigt werden. Dies schließt allerdings nicht aus, dass koordinative Fähigkeiten wie die Gleichgewichtsfähigkeit erst nach einem intensiven Ausdauerteil durchgeführt werden, um im Sinne einer Progression die Anforderung zu erhöhen.

3.3.2.2 Trainingsmittel

Im Spannungsfeld eines konventionellen körperlichen Trainings mit Fokus auf die Knochenfestigkeit haben Trainingsmittel, hier im Sinne von Hilfsmitteln zur Umsetzung der Belastungsreize, eine wesentliche Relevanz für die Umsetzung des körperlichen Trainings. Dies trifft besonders auf das Perturbationstraining (Abschn. 3.4.1.3.4) sowie ein Krafttraining mit Abschnitten intensiver Reizsetzung zu. Aus verletzungsrelevanter, organisatorischer, logistischer und finanzieller Sicht ist es relevant zu wissen, ob spezifische (Kraft-)Geräte erforderlich sind, um erfolgreiche (und sichere) Trainingsprogramme zu erstellen, oder ob ein Krafttraining mit freien Geräten wie Bändern, Hanteln oder lediglich dem eigenen Körpergewicht ähnlich effektiv ist. Im Rahmen einer Metaanalyse im Bereich dynamisches Krafttraining und Knochendichte gingen Shojaa et al. (Kemmler et al., 2020) dieser Frage nach, indem sie isolierte Krafttrainingsprogramme hinsichtlich der verwendeten Trainingsmittel kategorisierten: 1) dynamisches Krafttraining (DRT) mit spezifischen Kraftgeräten, 2) freie Gewichte inklusive eigenes Körpergewicht sowie 3) ein Mix beider Methodenvarianten. Zusammenfassend zeigten sich weitgehend vergleichbare, jeweils signifikante Effekte eines

Krafttrainings an Geräten, freien Gerätetrainings und Mix aus beiden Trainings-
varianten auf die BMD an LWS und SH. Wesentliche oder signifikante Unterschiede zwischen den Trainingsprotokollen ergaben sich nicht – auch das
kombinierte Trainingsprotokoll zeigte keine wesentlich überlegenen Ergebnisse.
Darüber hinaus zeigten sich keine Zwischengruppenunterschiede bezüglich Verletzungen oder Beschwerden. Etwas überraschend war das Ergebnis, dass ein
Training mit freien Gewichten die besten Effekte für die BMD an der Hüftregion
zeigt. Aus Sicht der ambulanten Rehabilitations- und Funktionssportgruppen, bei
denen die Nutzung von Kraftgeräten ausgeschlossen wird (BAR, 2022), ist dieses
Ergebnis nicht unwichtig. Auch der Aspekt, dass der materielle Aufwand und insbesondere die Kosten eines Trainings mit spezifischen Geräten nicht zu besseren
Resultaten (...auf die Knochendichte an LWS und SH) führt und zumindest aus
dieser Sicht ein erfolgreiches Training in Eigenregie durchgeführt werden kann,
ist grundsätzlich positiv einzuordnen. Auch abseits des Trainingsziels „Knochenfestigkeit" könnte für ältere Menschen ein alltagsorientiertes Training mit freien
Gewichten geeigneter sein, um die Funktionalität (Haff, 2000) zu verbessern, die
für Mobilitätseinschränkungen, Behinderung, Morbidität und Mortalität von entscheidender Bedeutung ist (Newman et al., 2006; Roshanravan et al., 2017; Visser
et al., 2005). Auf der anderen Seite sprechen einige Aspekte für die Applikation
eines geräteunterstützen Krafttrainings. So lässt die Bewegungsführung und
stabile Positionierung eines apparativen Krafttrainings ein sicheres Krafttraining
mit hohen Widerständen auch bei Untrainierten und Einsteigern zu. Zudem bietet
ein Training an Geräten zumindest im Vergleich zu Hilfsmitteln wie elastischen
Bändern oder dem eigenen Körpergewicht die Möglichkeit der präzisen
Intensitäts- und Lastvorgabe und dessen Monitoring im supervidierten Setting.
Letzteres ist ein nicht unerheblicher Aspekt, um eine angemessene Reizhöhe der
muskulären Belastung zu realisieren. Ein weiterer Vorteil von Krafttrainings-
geräten an klar skalierbaren Trainingsmitteln ist die einfache und verlässliche
Steuerung der Progression der zentralen Belastungskomponente „Reizhöhe" über
die Last im Trainingsverlauf.

3.3.2.3 Organisationsform des Trainings

Obwohl ein Training zur Frakturprophylaxe grundsätzlich an keine feste
Organisationsform gebunden ist, sollen an dieser Stelle einige entsprechende
Aspekte angesprochen werden. Die Organisationsform des Training richtet sich
primär nach Supervisionsgrad (mit/ohne Übungsleiter, online, remote Format),
Komplexität der Bewegungsaufgabe, Sicherheitsaspekten, Teilnehmerpräferenzen,
räumlichen Gegebenheiten und insbesondere Trainingsmittel/Übungsmaterialien.
Bei supervidierten Übungsprotokollen ohne Großgeräte bietet sich eine „frontale"
Organisationsform[14] unter Anleitung durch eine Fachkraft an. Organisationformen
wie Stationstraining oder bei insb. Mangel einer ausreichenden Anzahl von

---

[14]oft im Rahmen von "vormachen – nachmachen – üben" – unter Supervision und Kontrolle
durch Fachkraft.

Trainingsgeräten „Zirkeltraining"[15] sind ebenfalls gängige Organisationsformen. Insbesondere das Zirkeltraining setzt allerdings eine klare Strukturierung und Belastungsvorgabe an die Teilnehmer voraus, da die Steuerung dieser Trainingsform im Allgemeinen über die Zeitdauer der Übungsstationen verläuft. Hier muss in noch höherem Maße als beim Stationstraining vor Übungsstart eine klare Belastungsvorgabe hinsichtlich Ausbelastungsgrad, Wiederholungsanzahl bzw. Dauer/ Geschwindigkeit der einzelnen Wiederholung erfolgen, um ein effektives Training sicherzustellen. Aus organisatorischer Sicht ist zu empfehlen, die Übungen falls möglich behutsam im frontalen Setting einzuüben, einige Kernübungen des Zirkels regelmäßig durchzuführen und um nur wenige „neue" Übungen zu ergänzen, um eine hohe Vertrautheit der Teilnehmer mit den Übungen sicherzustellen und die Kontrolle der Übungsausführung durch die Fachkraft zu erleichtern. Die Inhalte von Stations- oder Zirkeltraining sind aber nicht auf ein Krafttraining beschränkt. Beispielsweise kann beim Stundenschwerpunkt „Sturzprophylaxe" ein Training der Schnellkraft relevanter Muskelgruppen, unterschiedlicher Gleichgewichtsfähigkeiten, sturzrelevanter Reaktionsfähigkeit und protektiven Mechanismen durchaus im Zirkelbetrieb durchgeführt werden.

3.3.3   Dosierung der Trainingsbelastung, Belastungsnormativa

Wie bereits oben angemerkt, ist die Dosierung der Trainingsbelastung, also die Spezifität und Ausrichtung der Trainingsdurchführung, ein absolut zentraler Bestandteil jeglichen Trainingsprogramms. Unmittelbar eingängig ist, dass ein Krafttraining bei dem 30×30 kg bewältigt werden, völlig andere Effekte u. a. auf die Knochenfestigkeit ausübt als eine Einzelbelastung mit 100 kg. Etwas schwieriger ist aber bspw. die Frage, ob eine schnellkräftig durchgeführte Belastung ähnliche Effekte auf die Knochenfestigkeit aufweist wie eine langsame Belastungseinwirkung.

Den meisten Lesern sind die klassischen Belastungsgrößen (Synonyme: Belastungskomponenten, Belastungsnormativa) der Trainingswissenschaften (Abb. 3.8) sicherlich hinreichend bekannt. Hier unterscheidet man vereinfacht die Belastungskomponenten „Reizhöhe oder -intensität", „Reizdauer", „Reizhäufigkeit", „Reizdichte" und die „Trainingshäufigkeit". Aufgrund ihrer Relevanz für den Trainingsprozess möchten wir diese Belastungsgrößen kurz charakterisieren.

Reizhöhe
Dieser Parameter beschreibt die „Höhe" oder „Intensität" der individuellen Beanspruchung bei einer einzelnen „motorischen Handlung" (Einzelreiz).

---

[15] Im Gegensatz zu einem Stationstraining, bei dem mehrere Durchgänge an derselben Station durchgeführt werden, erfolgt das Zirkeltraining in Runden, sodass die Übungen nacheinander abgearbeitet werden und dann erst der nächste Durchgang je Station erfolgt.

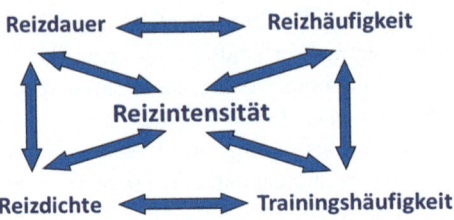

Abb. 3.8 Belastungskomponenten der klassischen Trainingswissenschaften

Aufgrund der hohen Relevanz dieser Größe und der Schwierigkeiten in der Umsetzung der Belastungsvorgaben möchten wir an dieser Stelle noch einige Aspekte diskutieren und Empfehlungen aussprechen.

Trainingsmethodisch ist die Vorgabe der Reizintensität insbesondere im Kraft- und Ausdauertraining (1) „objektiv" über die Angabe der Wiederholungs-zahl/Dauer und die korrespondierende Last/Geschwindigkeit basierend auf dem via Test erfassten Einwiederholungsmaximum (1RM), der maximalen Herz-frequenz (HFmax) oder absoluter Größen (km/h, m/s, min/km) sowie (2) über das subjektive Belastungsempfinden oder „griffiger" dem subjektiven Ausbelastungs-grad möglich. Beide Methoden haben ihre Vorzüge und Limitationen. Bleibt man beim für die Frakturprophylaxe relevanteren Krafttraining, so ist eine wesent-liche Limitation des auf 1RM basierenden Verfahrens (Barbalho et al., 2018) oder prognostischer Formeln zur Lastvorgabe (Kemmler et al., 2006) der erhöhte Test- bzw. Berechnungsaufwand und primär die fehlende Anwendungsoption bei Übungen mit Eigengewicht, elastischen Bändern oder anderen schwer skalierbaren Trainingsmitteln. Für gesundheitsorientiertes Krafttraining empfehlenswert und validiert (Kemmler et al., 2020) ist der „Repetition-in-Reserve (RIR)-Ansatz" von Zourdos et al. (2016), bei dem allerdings ein geschultes Belastungsempfinden und Erfahrung mit der Last/Belastungs-Wiederholungsanzahl vorliegen sollte. Grundlage dieses Ansatzes ist dabei die Vorgabe eines Zielbereichs der Wieder-holungszahl (bspw. 8–10 Wdh) und die Vorgabe eines „Satzendpunktes" (Steele et al., 2017). Satzendpunkte eines primär gesundheitsorientierten Trainings sind dabei (a) das Nicht-Wiederholungsmaximum (nRM: Trainingssatz wird beendet, obwohl weitere Wiederholungen [Wdh] möglich wären) und (b) das Wieder-holungsmaximum (RM: Satz wird mit der letztmöglich technisch korrekten Wiederholung beendet) (Gießing, 2008). Der RIR-Ansatz bezieht sich auf das Nicht-Wiederholungsmaximum und gibt vor, wie viele Wiederholungen vor dem voraussichtlichen RM der Satz beendet werden soll. Neben dem geringen Auf-wand sind wesentliche Vorteile des Ansatzes die tagesaktuelle Umsetzbarkeit und die inhärente progressive Belastungssteigerung bei Anpassung. Wie auch immer die Vorgabe erfolgt, es erscheint unmittelbar eingängig, dass eine konkrete Vor-gabe und ein Monitoring der angemessenen Reizhöhe von hoher Relevanz für den Trainingserfolg ist.

Reizdauer

Die Reizdauer benennt die Zeit, mit welcher der (Einzel-)Reiz auf den Organismus einwirkt. Im Ausdauersport wäre die Reizdauer eines Dauerlaufs (Einzelreiz) bspw. 30 min. Bei isometrischen Kräftigungsübungen würde die Vorgabe der Reizdauer bspw. 8–10 s („unter maximaler Anspannung") lauten. Innerhalb des dynamischen Krafttrainings hat die Reizdauer einen vermeintlich geringeren Stellenwert. Steuert man indes die Bewegungsgeschwindigkeit eines Krafttrainings über die Zeitdauer der Bewegung in unterschiedlichen Bewegungsphasen, so ist die Relevanz dieses Belastungsmerkmals hoch. Tatsächlich hat es sich inzwischen durchgesetzt, dass die Bewegungsgeschwindigkeit eines Krafttrainings über die zeitliche Dauer im konzentrischen (überwindenden), statischen (haltenden) und exzentrischen (nachgebenden) Bereich vorgegeben wird. Eine Vorgabe 1 s – 1 s – 4 s wäre bspw. eine schnelle Bewegungsausführung im konzentrischen Bereich, eine Sekunde „halten" und eine langsame Bewegungsgeschwindigkeit im nachlassenden Bereich.

Reizhäufigkeit

Dieser Parameter benennt die Anzahl der Beanspruchungen (Einzelreize) je Übung bzw. Trainingseinheit. Die Vorgabe lautet hier z. B. 10 Wdh (mit bspw. 70 % 1RM) bzw. 5 Wdh x 400 m (bspw. in 70 s). Im Kraft- oder leichtathletischen Intervalltraining wird die Reizhäufigkeit zusätzlich noch in sogenannte „Sätze" gegliedert. Eine Vorgabe würde also bspw. lauten: 3 Sätze mit 10 Wdh (mit bspw. 70 % 1RM).

Reizumfang

Der Reizumfang ist das Produkt aus Reizhäufigkeit und Reizdauer der Beanspruchungen (Einzelreize) je Übung bzw. je Trainingseinheit. Er findet sich vielfach im Ausdauer-, weniger im Kraftsport als km/Woche oder km/Jahr wieder. Dieser Faktor ist aus unserer Sicht zur konkreten Belastungsvorgabe wenig geeignet, da zu allgemein.

Reizdichte

Die Reizdichte kennzeichnet das „zeitliche Verhältnis von Belastungs- und Erholungsdauer". Konkret wird dieser Parameter meist als Pausendauer (Pause zwischen Wiederholungen oder Serien) angegeben. Generell werden die Pausentypen in vollständige und unvollständige Pausen (bspw. sog. „lohnende Pause") unterschieden.

Ausbelastungsgrad

Der Ausbelastungsgrad bezieht Wiederholungshäufigkeit und Reizhöhe mit ein und gibt an, wie erschöpfend die Belastung erfolgen soll. Ohne nun tiefer in diese komplexe Materie abzugleiten, existieren Intensitätsstrategien (Gießing, 2008), die über eine Belastung bis zur letzten korrekten Wiederholung (Wiederholungsmaximum) hinausgehen. Bei einem Training mit Fokus „Knochen" ist eine muskuläre Ausbelastung nicht erforderlich oder sinnvoll – entscheidend ist hier die mechanische Belastung der Knochenstruktur.

Trainingshäufigkeit
Bezeichnet die Anzahl der Trainingseinheiten pro Zeiteinheit (meist eine Woche).

▶   Bei der akuten Belastungsvorgabe muss eine vollständige Nennung der einschlägig relevanten Belastungskomponenten erfolgen. Die Vorgabe bei einem Krafttraining an Geräten wäre dann bspw. 3 Sätze mit jeweils 8–10 Wdh mit 70 kg (Ableitung von 1RM-Test) oder unter muskulärer Ausbelastung minus 1–2 Wdh (RIR-Ansatz). Dauer des Einzelreizes 5 s, unterteilt in 2 s konzentrische (überwindende) 1 s isometrische (haltende) und 2 s exzentrische (nachlassende) Belastung. Pause zwischen den Sätzen von 3 min. Bei Körperübungen oder Übungen mit schwer skalierbaren Übungsgeräten wie elastischen Bändern ist die Vorgabe vergleichbar, allerdings ist hier der RIR-Ansatz obligat. In der Umsetzung der Vorgabe wäre bspw. ein elastisches Band also so zu greifen, dass die vorgegeben Anzahl Wiederholung unter Berücksichtigung des Ausbelastungsgrades realisiert werden kann – bei falscher initialer Einschätzung der Reizhöhe kann die Griffweite (oder bei Übungen mit dem Körpergewicht die Körperhaltung) entsprechend korrigiert werden.

Es versteht sich, dass die Belastungskomponenten in engem Zusammenhang zueinander stehen. Eine hohe Reizintensität bedingt wenige Wiederholungen, eine geringe Reizdauer und vergleichsweise lange Pausen. Lange Reizdauern bzw. eine hohe Anzahl von Einzelreizen korrelieren hingegen mit einer geringeren Reizintensität. Erst aus der Komposition dieser Belastungsnormativa ergibt sich, wie beanspruchend die Gesamtbelastung für den Organismus tatsächlich ist und in welche Zielrichtung (kraft-oder ausdauerorientiert?) sie weist.

Neben diesen „klassischen" Belastungsparametern kommt den Belastungsnormativen „Bewegungsgeschwindigkeit" bzw. „Reizrate" und „Reizfrequenz" innerhalb eines Trainings mit dem Ziel „Erhöhung der Knochenfestigkeit" ein hoher Stellenwert zu.

In diesem Zusammenhang sei angemerkt, dass die in den unten aufgeführten Studien beschriebenen mechanischen Belastungsparameter (Reizhöhe/-rate/-häufigkeit/-frequenz u. a.) nicht immer konsequent mit den entsprechenden Begriffen der Trainingswissenschaft einhergehen, wobei zwischen der Gestaltung der Belastungskomponenten im Rahmen der Trainingsdurchführung und der (resultierenden) mechanischen Belastung des Knochens selbstverständlich ein Zusammenhang besteht.

Wie in Abb. 3.8 aufgeführt, besteht zumindest für Trainingsinhalte wie Ausdauer- oder Krafttraining eine mehr oder weniger enge Wechselbeziehung zwischen den Belastungsgrößen. So bedingt eine hohe Reizintensität oder -höhe im Sinne einer hohen Last oder Geschwindigkeit eine niedrige Reizdauer und/oder

Reizhäufigkeit. Dieser Zusammenhang ist bei passiven Strukturen oder Systemen wie dem Knochenmetabolismus, bei dem die Energiebereitstellung keine limitierende Rolle spielt, allerdings geringer (siehe Abschn. 3.3.3.2).

3.3.3.1 Knochenrelevante Belastungskomponente

Ähnlich wie im Bereich der Trainingsinhalte bilden diese „klassischen" Belastungskomponenten die knochenspezifischen Belastungskomponenten nicht in wünschenswerter Weise ab. Möchte man sich allerdings an der Terminologie der klassischen Belastungskomponenten anlehnen, so bietet sich die in Abb. 3.9 aufgeführte Kategorisierung an. Dies erforderte bisweilen eine Abstraktion komplexer Sachverhalte aufgrund der Notwendigkeit der Transferierung mechanischer Belastungsgrößen und Begriffe in eine trainingswissenschaftliche Terminologie und Vorgehensweise.

Tab. 3.4 zeigt die einzelnen Belastungskomponenten, ihre mechanische Terminologie und Definition. Im Weiteren erfolgt nun eine Charakterisierung des ossären Stellenwerts der einzelnen Belastungskomponenten, wobei nicht vergessen werden darf, dass – wie in Abb. 3.8 ersichtlich – eine mehr oder weniger enge Wechselbeziehung zwischen den Belastungskomponenten bestehen kann.

Die folgende, evidenzbasierte Ableitung von Trainingsempfehlungen beruht auf einer Analyse des Einflusses einzelner Belastungskomponenten auf den Knochen. Kenntnisse zur Wirkung der Belastungskomponenten auf den Knochen lassen sich von Belastungsversuchen an Tierknochen in vivo (am lebenden Tier) und bedingt auch von Trainingsstudien mit Menschen ableiten. Bei Belastungs-

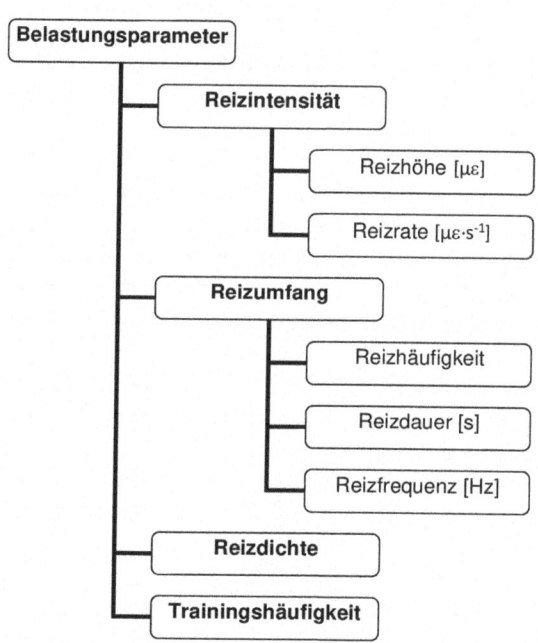

Abb. 3.9 Kategorisierung der ossären Belastungskomponenten in Anlehnung an die Trainingswissenschaft. (Eigene Grafik)

Tab. 3.4 Belastungsparameter eines Trainings zur Verbesserung der Knochenfestigkeit

Reizhöhe/-stärke	Verformungshöhe	Höhe der auf den Knochen einwirkenden maximalen Kraft ($\mu\Sigma$)[16]
Reizrate	Verformungsrate	Kraft pro Zeit [N/s] oder Verformungsrate (Σ/s)
Reizhäufigkeit	Anzahl der Belastungs-zyklen	Anzahl der Einzelreize bzw. Wieder-holungen (n)
Reizdauer	Verformungsdauer	Dauer der Einzelreize (s, min)
Reizfrequenz	Verformungsfrequenz	Anzahl der Einzelreize bzw. Wieder-holungen pro Zeiteinheit (Hz)
Reizdichte	Erholung zwischen den Belastungszyklen	Zeitliches Verhältnis zwischen Belastung und Erholung ($\approx$„Pause")
Trainingshäufigkeit	———-	Anzahl der Trainingseinheiten je Zeiteinheit (meist n/Woche)

versuchen mit Tierknochen werden in speziellen Vorrichtungen Kräfte auf den Knochen appliziert, wobei einzelne Belastungsparameter isoliert verändert werden können. Mit Blick auf die Übertragbarkeit tierexperimenteller Studienergebnisse auf die Trainingspraxis wurde versucht, die Begriffe in Anlehnung an die Terminologie der Trainingslehre zu kategorisieren. Daher wurde unter Reizintensität die Reizhöhe und -rate (respektive Verformungshöhe, -rate) und unter Reizumfang die Reizdauer, -häufigkeit und -frequenz subsumiert. Die Reizdichte steht im Gegensatz zur klassischen Trainingslehre außerhalb dieses Gefüges, da unterschiedliche zeitliche Dimensionen unter diesem Begriff besprochen werden sollen.

3.3.3.2 Reizhöhe/-stärke („strain magnitude")

Gemäß dem beschriebenen Frostschen Mechanostatmodell stellt die Reizhöhe die Kontrollvariable dar, über welche die adaptive Reaktion des Knochens auf mechanische Belastungen gesteuert wird (Frost, 1987). Die Reizhöhe wird bestimmt durch die Größe der auf den Knochen einwirkenden Kraft (Newton [N]), die zu einer Verformung des Knochens führt. Sie wird in tierexperimentellen Studien in der Regel als Verformungshöhe (in Microstrain [μE]) angegeben, die als relative Längenänderung über chirurgisch implantierte Dehnmessstreifen ermittelt wird.

Rubin und Lanyon (Rubin & Lanyon, 1985) wiesen ebenso wie Hsieh und Turner (Hsieh & Turner, 2001) nach, dass die Knochenbildung oberhalb einer Reizhöhe von ca. 1000 μE linear mit der Verformungshöhe zunimmt. Abb. 3.10 stellt die Ergebnisse der Studie von Rubin und Lanyon an der funktionell isolierten Truthahnulna grafisch dar.

Das Credo „viel hilft viel", das sich hinsichtlich der Reizhöhe für ein knochenwirksames Training ableiten lässt, bedarf bei der Umsetzung in die Trainings-

---

[16] 1000 ($\mu\Sigma$ [Microstrain]) entsprechen einer Verformung der Knochenstruktur von 0,1 %.

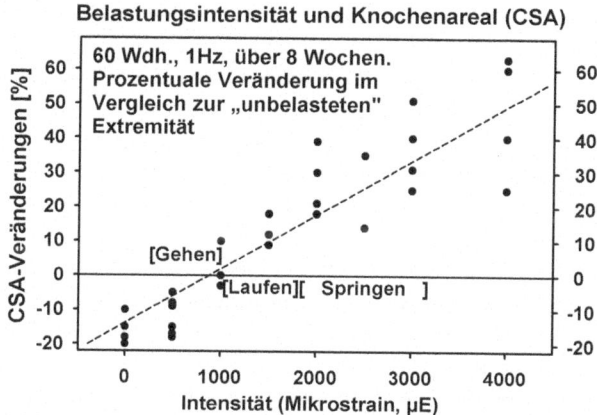

Abb. 3.10 Prozentuale Veränderung des Knochenareals („Cross-sektionale area", CSA) an der Elle in Abhängigkeit von der Reizhöhe/-stärke. Zum Vergleich sind die beim Menschen während der Aktivitäten Gehen, Laufen, Springen auftretenden Verformungen eingeordnet. (Mod. nach Rubin & Lanyon, 1985)

praxis einer differenzierten Betrachtungsweise. Zu intensive Trainingsreize können für Patienten mit klinisch manifester Osteoporose und generell für ältere Menschen, bei denen häufig degenerative Veränderungen am Bewegungsapparat oder andere Erkrankungen vorliegen, ein Risiko darstellen.

Neuere Untersuchungen legen nahe, dass es sich (entgegen dem Mechanostatmodell) bei der Modelingschwelle, ab der ein Knochenaufbau erfolgt, nicht um eine feste Schwelle (bei ca. 1000 µE) handelt. Die Schwelle ist von Region zu Region unterschiedlich und ist in den Bereichen, in denen bei habitueller Aktivität die größten Belastungen auftreten, am höchsten (Hsieh et al., 1998). Turner (1998) vermutet in diesem Zusammenhang, dass sich die Sensitivität des Knochens an die vorherrschende mechanische Belastung des jeweiligen Skelettbereichs anpasst. Abgesehen von der Lokalisation ist die Höhe der Modelingschwelle ferner von der Gestaltung anderer Belastungskomponenten abhängig.

Überprüft man die vorliegenden (tierexperimentellen) Ergebnisse mittels klinischer Studien am Menschen, so ist das Ergebnis der signifikanten Überlegenheit hoher Belastungsreize nicht ganz so eindeutig. Übergreifende Metaanalysen (Kelley, et al., 2012; Kistler-Fischbacher et al., 2021) bestätigen die höhere Effektivität intensiver (vs. niedrig-intensiver Reizhöhe) für die LWS- oder SH-Knochendichte zwar, allerdings ist das Ergebnis oft nicht zwingend und isoliert auf die Reizhöhe, sondern ebenso auf Teilnehmercharakteristika oder andere Größen des Belastungsprotokolls zurückzuführen. Systematische Reviews mit Metaanalyse (Kast et al., 2022; Kitagawa et al., 2022; Souza et al., 2020), die vergleichende Untersuchungen mit mindestens zwei Studienarmen (niedrige versus hohe Reizhöhe) bei ansonsten gleichem Trainingsprotokoll und mit demselben Teilnehmerkollektiv einschließen und auf die Fragestellung der Reizhöhe fokussieren, zeigen unterschiedliche Ergebnisse mit meist ausbleibenden signifikanten Effekten höherer vs. moderater bzw. niedriger Reizintensität auf die Knochendichte an LWS und SH.

Konzentriert man sich auf die Untersuchungen, die ein dynamisches Krafttraining (DRT) durchgeführt haben, so zeigt sich ein interessantes Ergebnis: Im Gegensatz zu den Subgruppen mit hoher Reizhöhe wurde in den meisten Studienarmen mit niedriger Reizhöhe eine niedrige absolute Intensität („effort") angewandt (Kast et al., 2022). Das heißt, das Verhältnis von Reizhäufigkeit (also Anzahl der Wiederholungen) und relativer Intensität (% 1RM) ist nicht angemessen und, im Gegensatz zu der intensiven Methodenvariante, weit entfernt von einer muskulären Ausbelastung. Im Gegensatz zur trainingsinduzierten Muskelhypertrophie (Lasevicius et al., 2019) ist also eine hohe (absolute) Intensität im Sinne eines weitgehend ausbelasteten Übungssatzes ganz offensichtlich nicht der dominierende Auslöser für die Knochenanpassung – eine wichtige Botschaft für den Trainingspraktiker. Ein erklärender Aspekt für den zu vernachlässigenden Effekt unterschiedlicher Reizhöhe bei Weight-bearing-Belastungen sind Hinweise darauf, dass mechanische Belastungen, die leicht unterhalb der Schwelle der Knochenadaptation liegen, durch eine (deutlich) höhere Anzahl von Belastungszyklen kompensiert werden können (Tab. 3.5). Da während WBE wie Laufen, Walking oder Tanzen im Gegensatz zum DRT eine Reizhäufigkeit z. T. im hohen 3- bis 4-stelligen Bereich/TE generiert werden kann, tritt die Relevanz der Reizhöhe hier möglicherweise in den Hintergrund. Auf diesen Aspekt wird unter der nachfolgenden Belastungskomponente „Reizhäufigkeit" ausführlicher eingegangen.

Aus pragmatischer Sicht ist ein Ergebnis, dass grundsätzlich auch eine niedrige Reizhöhe positive Effekte am Knochen (Kistler-Fischbacher et al., 2021) auslösen kann, aus vielerlei Sicht (Akzeptanz, Sicherheit, Anwendbarkeit) erwünscht. Trainingsmethodisch hat das Ergebnis allerdings eine eher untergeordnete Rolle, da die übergeordneten Trainingsprinzipien „Variation" und „Zyklisierung/ Periodisierung" eine strukturierte Variation der Reizhöhe ohnehin nahelegen (Abschn. 3.4.4).

3.3.3.3 Reizrate („strain rate")

Gemäß den überwiegend tierexperimentellen Studienergebnissen wird die Reaktion des Knochens auf mechanische Belastung neben der Reizhöhe maßgeblich von der Reizrate bei der Be- und auch bei der Entlastung beeinflusst (Judex, 1994; Mosley & Lanyon, 1998; O'Connor & Lanyon, 1982; Skerry, 1997; Turner, 1995). Überträgt man diese Ergebnisse auf die Trainingspraxis beim Menschen, so wären bei gewichtstragenden axialen Aktivitäten „High-Impact-Belastungen" wirksamer als „Low-Impact-Belastungen". Diese Vermutung wird durch eine Studie gestützt, in der ein „High-Impact-Training" mit „High-Impact-Aerobic" und Sprungübungen effektiver war als ein „Low-Impact-Training", die Knochendichte an der Hüfte zu beeinflussen (Bassey & Ramsdale, 1994). Metaanalysen von Trainingsstudien bestätigen (in Abhängigkeit von der Reizhöhe [Babatunde et al., 2012; Martyn-St et al., 2011]) die positiven Effekte von High-Impact-Belastungen insbesondere für die Knochendichte am Schenkel-

Tab. 3.5 Zusammenhang zwischen Reizhöhe, Wiederholungshäufigkeit und (eingeschränkt) Reizfrequenz bei der Erhaltung der Knochensubstanz

Autor	Belastungsmodell	Reiz höhe	Reizhäufigkeit	Reizfrequenz
Rubin (Rubin & Lanyon, 1984)	Funktionell isolierte Truthahnulna	2000 µE	4 Zyklen	0,5 Hz
Rubin (Rubin & Lanyon, 1985)	Funktionell isolierte Truthahnulna	1000 µE	100 Zyklen	1 Hz
Cullen (Cullen et al., 2001)	4-Punkt-Biegemodell Rattenulna	1000 µE	40 Zyklen	2 Hz
Cullen (Cullen et al., 2001)	4-Punkt-Biegemodell Rattenulna	800 µE	120 Zyklen	2 Hz
McLeod (McLeod & Rubin, 1992)	Funktionell isolierte Truthahnulna	700 µE	600 Zyklen	1 Hz
Hsieh (Hsieh & Turner, 2001)	axiales Kompressions-modell Rattenulna	580 µE	360 Zyklen	10 Hz
McLeod (McLeod & Rubin, 1992)	Funktionell isolierte Truthahnulna	400 µE	18.000 Zyklen	30 Hz
McLeod (McLeod & Rubin, 1992)	Funktionell isolierte Truthahnulna	270 µE	36.000 Zyklen	60 Hz
Qin (Qin et al., 1998)	Funktionell isolierte Truthahnulna	70 µE	108.000 Zyklen	30 Hz

µE: micro strain; 2000 µE $\approx$ mechanische Belastung bspw. bei Sprüngen; 1000 µE $\approx$ mechanische Belastung bspw. beim schnellen Gehen; 70 µE $\approx$ mechanische Belastung durch Ruhe-Muskeltonus

hals und in geringerem Maße für die LWS. Eine hohe Reizrate bei der Landung nach Sprüngen (Kato et al., 2006) führt allerdings auch zu einer hohen Gelenk-belastung. Die Reizrate kann jedoch auch innerhalb eines Krafttrainings, das vergleichsweise besser dosier- und kontrollierbar ist, durch eine Erhöhung der Bewegungsgeschwindigkeit gesteigert werden (von Stengel et al., 2005). Die Autoren (von Stengel et al., 2005) erhoben mittels einer Kraftmessplatte die (Boden-)Reaktionskräfte an der Beinpresse bei langsamer versus schneller Bewegungsgeschwindigkeit /Übungsausführung. Die Messungen zeigten, dass neben der Reizrate bei der Belastung (+260 %) und Entlastung (+612 %), die Reizhöhe (+16 %) und die Amplitude (Differenz zwischen Be- und Entlastung; +82 %) bei einer schnellkräftigen Bewegungsausführung im Vergleich zu einer langsamen Bewegungsausführung signifikant erhöht sind (von Stengel et al., 2007) (Abb. 3.11).

3.3.3.4 Reizhäufigkeit („cycle number")

Aufgrund der Ergebnisse einer frühen Untersuchung von Rubin und Lanyon wurde die Bedeutung der Reizhäufigkeit lange Zeit unterschätzt (Rubin & Lanyon, 1984). In einer Studie an Truthähnen führten (bei sonstiger Inaktivi-

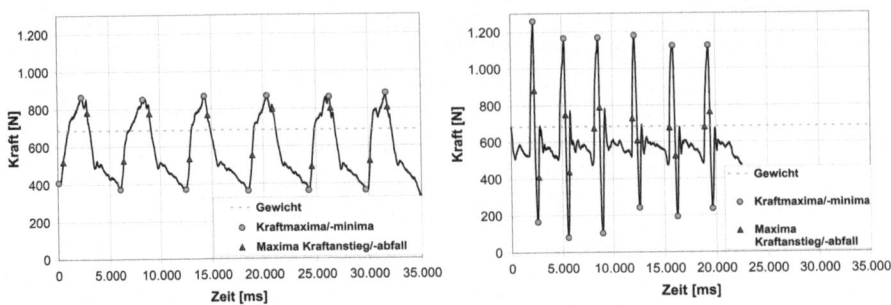

Abb. 3.11 Charakteristische Kraft-Zeit-Kurve einer langsamen (*links*), und einer schnell-kräftigen (*rechts*) Bewegungsausführung an der Beinpresse. Die Gewichtskraft ist als *gestrichelte Linie* eingezeichnet. (von Stengel et al., 2007)

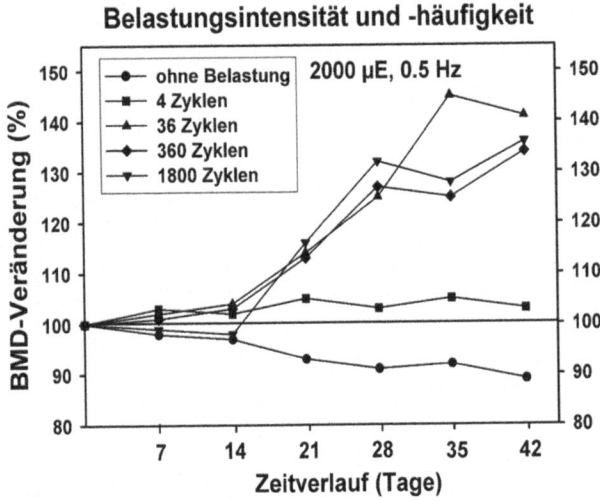

Abb. 3.12 Veränderung der Knochenmasse (BMC) mit zunehmender Reizhäufigkeit und gleichbleibend hoher Reizhöhe. (Mod. nach Rubin & Lanyon, 1984)

tät) bereits täglich 4 Wiederholungen intensiver Knochenbelastung (2000 µE; siehe Abb. 3.10) zu einem Erhalt, sowie 36 Wdh zu einem signifikanten Zuwachs der Knochendichte, während eine Reizhäufigkeit jenseits von 36 Wdh keine zusätzlichen positiven Effekte zeigte. In einer anderen Untersuchung mit Ratten erwiesen sich ebenfalls schon 5 maximale Sprünge täglich als wirksam, die Knochendichte – trotz sonstiger Inaktivität – zu erhalten. Während die Unterschiede zwischen Studienarmen mit 5, 10, 20, und 40 Sprüngen nur gering ausfielen, zeigte eine Steigerung auf 100 Sprünge eine gesteigerte Wirkung (Umemura et al., 1997) (Abb. 3.12).

Studien, welche die Interaktion der Reizhäufigkeit mit der Verformungshöhe untersucht haben, zeigen, dass bei niedrigeren Reizhöhen höhere Reizhäufig-

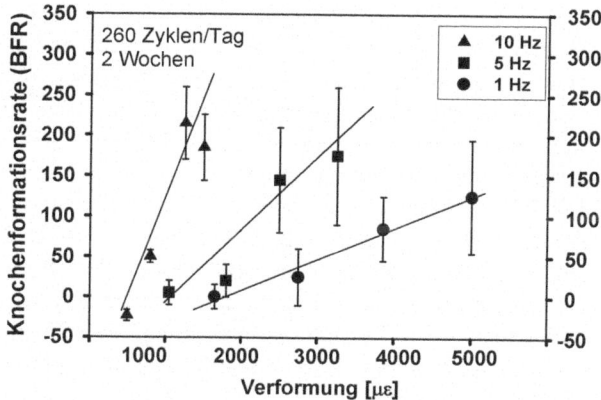

Abb. 3.13 Anstieg der Knochenformationsrate mit der Reizhöhe bei unterschiedlichen Frequenzen (1, 5, 10 Hz). (Adaptiert nach Hsieh & Turner, 2001)

keiten nötig sind, um eine positive Wirkung auf Größen der Knochenfestigkeit zu erzielen. So wiesen sowohl Cullen et al. (2001), als auch McLeod et al. (McLeod & Rubin, 1992) nach, dass mit zunehmender Reizhäufigkeit die Reaktion des Knochens stärker ausfällt und dass sich eine niedrige Reizhöhe durch eine hohe Reizhäufigkeit zumindest teilweise kompensieren lässt. Schließlich wiesen Qin et al. (1998) am Modell der Truthahnulna nach, dass bei extrem hohen Wiederholungshäufigkeiten (108.000 Wdh) äußerst geringe Reizhöhen (70 µE) ausreichen, um die Knochensubstanz zu erhalten.

Der Zusammenhang zwischen Reizhöhe und Wiederholungshäufigkeit ist in Tab. 3.5 aufgelistet (Kemmler, Beeskow et al., 2004). Dargestellt ist jeweils die Kombination dieser Parameter, die sich in tierexperimentellen Studien als wirksam erwiesen, die Knochendichte zu erhalten. Da in einigen Studien (McLeod et al., 1992; Qin et al., 1998) die extrem hohe Reizhäufigkeit über eine Erhöhung der Reizfrequenz generiert wurde, ist anzunehmen, dass die Ergebnisse bei niedriger Reizhöhe den kombinierten Effekt der 3 Parameter reflektieren. Auf die Bedeutung der Reizfrequenz wird im folgenden Abschnitt noch näher eingegangen.

3.3.3.5 Reizfrequenz („strain frequency")

Auch die Bedeutung der Reizfrequenz bei der Stimulation des Knochens ist inzwischen durch mehrere Studien hinreichend belegt. So stellte sich z. B. bei Belastungsversuchen an Kaninchen mit zunehmender Frequenz (4, 10, 40 Hz) eine ansteigende adaptive Reaktion des belasteten Knochens heraus (McDonald et al., 1994). Die Übertragbarkeit entsprechender Ergebnisse auf die Trainingspraxis eines konventionellen Körpertrainings ist jedoch eingeschränkt, da bei willkürlicher Muskelaktivierung nicht dergleichen hohe Frequenzen realisiert werden können.

Im Bereich der willkürlichen Muskelaktivierung ($\approx$<5 Hz) eines konventionellen körperlichen Trainings existieren nur wenige Untersuchungen, welche die Effekte der Reizfrequenz auf die Knochenfestigkeit oder verwandter Parameter erfassen. Beispielhaft untersuchten Turner et al. (1994) den selektiven Einfluss von Reizfrequenzen zwischen 0,1 und 2,0 Hz, also einer willkürlich zu generierenden Frequenz auf die Knochenformationsrate der Rattenulna. Zusammenfassend führten nur Frequenzen >0,5 Hz zu einer signifikant erhöhten Knochenformationsrate, die sich mit steigender Reizfrequenz (bis 2 Hz) nochmals erhöhen ließ. Eine mäßige willkürliche Erhöhung der Reizfrequenz lässt sich beim konventionellen Training durch eine Steigerung der Schritt- oder Sprungfrequenz bzw. schnellkräftigen Bewegungsausführung realisieren. Wie bei der oben beschriebenen Interaktion kann eine höhere Reizfrequenz somit eine niedrige Reizhöhe möglicherweise kompensieren (Tab. 3.5) (Hsieh & Turner, 2001) (Abb. 3.13).

Die spezifische Sensibilität des Knochens bezüglich hoher Frequenzen macht sich im Übrigen auch das Vibrationstraining zu Nutze, welches bereits ausführlich dargestellt wurde (Abschn. 3.3.1.5.5).

Als Fazit ist zu ziehen, dass auch im willkürlichen Aktivierungsbereich eine hohe Reizfrequenz, verglichen mit niedriger Reizfrequenz, günstigere Effekte auf Parameter der Knochenfestigkeit aufweist. Insgesamt ist der Stellenwert der Reizfrequenz im Bereich der willkürlichen Muskelaktivierung zumindest bei der Möglichkeit der sicheren Applikation potenterer Belastungskomponenten wie Reizhöhe und -rate aber eingeschränkt.

3.3.3.6 Reizdauer

Die Relevanz der Dauer eines Einzelreizes wird nur von sehr wenigen Untersuchungen und ausschließlich in tierexperimentellen Studien evaluiert. Turner (1998) fasste bereits 1998 zusammen, dass nur eine kurze Dauer der mechanischen Belastung erforderlich ist, um eine adaptive ossäre Reaktion auszulösen. Eine Verlängerung der Reizdauer hat eine (zunehmend) abnehmende Wirkung auf die weitere Knochenanpassung. Schon frühe Studien belegten, dass sich Knochengewebe wohl nur an dynamische Reize anpasst, während statische Dauerbelastungen zu einer Verringerung der Knochenformation (Hert et al., 1969) oder zu einem Verlust an Knochenmasse (Lanyon & Rubin, 1984) führen kann. Da eine statische Dauerbelastung über Wochen (…die in den beiden zitierten Studien zur Anwendung kam) einer Immobilisation gleichkommt, untersuchten Robling et al. (2001) den Einfluss von relativ kurzen, statischen Belastungsperioden (10 min/Tag) an Ratten. Im Gegensatz zu entsprechenden dynamischen Belastungsperioden führte die statische Belastung unabhängig von der Reizhöhe zu einer verminderten Knochenformation. Selbst eine kürzere statische Expositionsdauer (18 s), wie sie im Bereich isometrischer Übungsprotokolle beim Menschen angewendet wird, führte (tierexperimentell) nicht zu relevanten Veränderungen der Knochenformationsrate (Turner et al., 1995). Übertragen

auf die klinische Praxis beim Menschen deuten diese Ergebnisse zusammenfassend darauf hin, dass Trainingsprotokolle zur Verbesserung der Knochenfestigkeit besser dynamische als statische Stimuli applizieren sollen (Turner, 1998).
Inwieweit also die kurzen, aber intensiven isometrischen Halteübungen, wie sie in
funktionsgymnastisch orientierten Übungsprotokollen zum Einsatz kommen einen
relevanten Beitrag zur Verbesserung der Knochenfestigkeit liefern, ist noch zu
prüfen.

3.3.3.7 Reizdichte

Die Reizdichte charakterisiert das Verhältnis zwischen Belastung und Erholung.
Dies kann sich auf unterschiedliche zeitliche Dimensionen beziehen. In Bezug
auf die Knochenfestigkeit hängt die Relevanz dieses Parameters stark mit den
„Desensibilisierungsphänomenen" des Knochengewebes nach (relativ häufig)
wiederholter Belastung zusammen (Turner & Robling, 2004). Für die Gestaltung
von Trainingsprotokollen zur Erhöhung der Knochenfestigkeit bietet sich eine
Betrachtung des „Desensibilisierungs-Phänomens" des Knochens über verschiedene Zeitachsen (Sekunden, Stunden, Tage/Wochen) an (Turner & Robling,
2004). Im kurzfristigen Verlauf wird angenommen, dass die Sensibilisierung des
Knochens gegenüber mechanischer Belastung zumindest bei hoher Reizhöhe oder
-rate bereits nach mehreren Belastungszyklen (Wiederholungen) nachlässt (Rubin
& Lanyon, 1984; Umemura et al., 1997). Kurze Ruhephasen zwischen einzelnen
Belastungszyklen können somit die osteoanabole Reaktion des Knochens verbessern (LaMothe & Zernicke, 2004; Robling et al., 2001; Umemura et al., 2002).
In Bezug auf die Dauer der Ruhephase beobachteten Robling et al. (2001), welche
die Wirkung von 0,5, 3, 5, 7 und 14 s Pause zwischen den Einzelreizen verglichen,
tierexperimentell einen signifikant höheren Anstieg der relativen Knochenformationsrate für den 14 s-Ansatz im Vergleich zu den anderen Belastungsprotokollen. Montgomery et al. (2020) verfolgten eine ähnliche Strategie in
ihrem Kollektiv früh-postmenopausaler Frauen: Nach 12-monatiger Trainingsintervention zeigte intermittierende Sprungbelastung mit 30 Wdh und 10 s Pause
zwischen den Wiederholungen aber ähnliche Effekte auf die BMD an LWS und
Hüfte wie eine durchgehende Sprungbelastung ohne intermittierende Pause (30
Sprünge in 2 min). Im Gegensatz dazu führte (tierexperimentell) die Gliederung
einer durchgehenden Trainingseinheit mit 360 Belastungszyklen/Wdh in kürzere
Belastungszyklen (4 × 90 Wdh) mit intermittierenden Ruhephasen zu einer
günstigeren osteoanabolen Reaktion auf das Trainingsprotokoll (Robling et al.,
2001; Robling et al., 2002). Robling et al. (2001) deuten mit dieser Studie an,
dass die Sensibilität des Knochens nach einer 8-stündigen Pause zwischen den
Trainingseinheiten vollständig wiederhergestellt zu sein scheint.

Aus sportwissenschaftlicher und trainingspraktischer Sicht ist unserer Auf-
fassung nach jedoch der Langzeitaspekt der Knochen(de)sensibilisierung der
Faktor mit der wesentlichsten trainingsmethodischen Bedeutung. Saxon et al.
(Saxon, Robling, Alam, & Turner, 2005), die drei 15-wöchige Protokolle mit und

ohne intermittierende Ruhephasen verglichen, zeigten (tierexperimentell) die deutlichsten Effekte auf die Knochenstärke für das Protokoll mit intermittierender (5-wöchiger) Entlastungsphase. Dieses Ergebnis kann als Rationale für periodisierte bzw. blockperiodisierte Trainingsprotokolle (Hettchen et al., 2021b; Kemmler et al., 2015a) im Spannungsfeld der Frakturprophylaxe angesehen werden, bei denen die Resensibilisierungsphase des Knochens als Vehikel bspw. für relevante extraossäre Trainingsziele (bspw. Sturzprophylaxe, Sturzschule etc.) genutzt werden kann (Abschn. 3.5.2.2). Daneben wird durch die entsprechende Variation innerhalb des Trainingsprogramms die Motivation der Teilnehmer und damit die Einhaltung des Trainingsprotokolls erhöht sowie bei einer sorgfältigen Planung die ohnehin zu erwartende Abwesenheit aufgrund von Feiertagen und Ferien als Ruhezeiten berücksichtigt.

3.3.3.8 Trainingshäufigkeit
Die Trainingshäufigkeit ist aufgrund der Bindungsproblematik und der limitierten Rahmenbedingungen ambulanter Präventions- und Rehabilitationssportgruppen eine sehr kritische Belastungskomponente[17]. Tierexperimentelle Daten (Raab-Cullen et al., 1994) zum Einfluss der Trainingshäufigkeit deuten an, dass zumindest bei hoher Reizhöhe eine Belastung, die 3- bis 4-mal in der Woche appliziert wird, genauso effektiv zur Knochenneubildung beiträgt wie tägliche Belastung. Aus pragmatischer Sicht wichtiger erscheint allerdings der (untere) Grenzwert der Trainingshäufigkeit zur Generierung relevanter Ergebnisse auf die Knochenfestigkeit. Ein kürzlich erschienener systematischer Review mit Metaanalyse evaluierte den Stellenwert der Trainingshäufigkeit für die Veränderung der Knochendichte (BMD) beim Menschen (Zitzmann et al., 2022). Um den möglichst isolierten Effekt der Trainingshäufigkeit auf die Knochendichte zu erfassen, wurden lediglich kontrollierte Studien mit mindestens zwei Trainingsgruppen unterschiedlicher Trainingshäufigkeit, aber ansonsten gleichen Trainingsprotokollen und Teilnehmerkollektiven eingeschlossen. Der „Cut-point" der Trainingshäufigkeit wurde bei 2 TE/Woche, also einem für den gesundheitsorientierten Sport – auch unter der Prämisse einer anwesenheitsbereinigten Trainingsfrequenz – realistischen Wert festgelegt. Zusammenfassend zeigte die Analyse eine hochrelevante Überlegenheit (moderate bis hohe Vertrauenswürdigkeit) von Trainingsprotokollen mit höherer Trainingshäufigkeit ($\geq$2TE/Woche) auf die Knochendichte an LWS und (weniger deutlich) am Schenkelhals. Im Detail zeigten die Studienarme mit geringer Trainingshäufigkeit zumindest an der LWS im Mittel keine Veränderungen der BMD (0,0$\pm$2,1 %). Noch kritischer sind die Ergebnisse zweier klinischer Untersuchungen (Kemmler & von Stengel 2013, 2014), die bei Trainingshäufigkeiten von 1 bis <2 TE/Woche keinerlei Unterschiede zur BMD-Entwicklung (LWS und SH) einer nichttrainierenden Kontrollgruppe berichten.

---

[17] ...bedingt durch meist limitierten Enthusiasmus für häufiges Training, tendenziell geringerer Trainingsbeteiligung im fortgeschrittenen Alter, sowie fehlende Trainingsangebote.

Eine Subanalyse der Metaanalyse von Zitzmann et al. (2022) zeigte, dass sich die BMD-Differenz zwischen den Gruppen (1 bis <2 versus 2–3 TE/Woche) mit zunehmender Interventionsdauer erhöht. Wir interpretieren dieses Ergebnis dahingehend, dass die Reizschwelle für ossäre Anpassungserscheinungen innerhalb der initialen Trainingsphase vergleichsweise niedrig liegt, aber durch trainingsinduzierte Anpassungen im Verlauf ansteigt. Zwar berücksichtigen viele Untersuchungen eine progressive Erhöhung der Reizhöhe im Verlauf der Intervention, die Trainingshäufigkeit verbleibt jedoch nahezu immer auf dem initialen Niveau. Zusammenfassend erscheint somit auch bei intensiver Trainingsdurchführung, zumindest nach initialer Konditionierung, eine Trainingshäufigkeit von mindestens 2 TE je Woche nötig, um eine positive Reaktion der Knochendichte zu gewährleisten.

Fazit knochenrelevante Belastungskomponenten.

Grundsätzlich lässt sich festhalten, dass der Knochen eine Sensitivität bezüglich mehrerer mechanischer Belastungsparameter aufweist. Insbesondere intensitätsorientierte Belastungskomponenten wie die Reizhöhe und -rate sind besonders effektiv, die Knochenfestigkeit zu erhöhen. Zwischen den Belastungskomponenten besteht dabei ein hoher Interaktionsgrad. So kann eine grenzwertig niedrige Reizhöhe oder -rate durch eine hohe Wiederholungszahl, Reizfrequenz oder eine ungewöhnlich variable Belastungsverteilung zumindest ansatzweise kompensiert werden. Auch bei vergleichsweise hoher Reizhöhe und -rate ist eine Trainingshäufigkeit von über zwei Trainingseinheiten/Woche/ Jahr erforderlich, um positiven Einfluss auf die Knochendichte zu nehmen. Durch Manipulation dieser Parameter lässt sich ebenso wie durch einen sinnvollen Einbau von kurzen oder langen Resensibilisierungsphasen die Effektivität eines Belastungsregimes auf den Knochen steigern.

3.4 Teil II: Evidenzbasierte Empfehlungen zur Reduktion von Sturzhäufigkeit und -impact

Stürze des älteren Menschen sind eine zentrale Herausforderung unserer alternden Gesellschaft. Etwa jeder Dritte selbstständig lebende Mensch über 65 Jahre stürzt mindestens einmal im Jahr (Lord et al., 2021). Mit zunehmendem Alter, schlechterem gesundheitlichem Zustand, Vorhandensein spezifischer Erkrankungen, wie bspw. Demenz, Parkinson, Schlaganfall und einhergehender Institutionalisierung im Pflegeheim und Krankenhaus, steigen die Sturzraten stark an (Rubenstein, 2006). Fasst man die Anzahl unbeabsichtigter Stürze beim älteren Menschen zusammen, so berechnen Rapp et al. (Rapp et al., 2014) in Deutschland ca. fünf bis sechs Millionen unbeabsichtigte Stürze pro Jahr. Im Zuge des demografischen Wandels dürfte sich diese Zahl in der Zwischenzeit nochmals erhöht haben. Möglicherweise unterschätzt diese Anzahl die tatsächliche Dimension von Stürzen bei älteren Menschen, da Stürze im Sinne der international anerkannten

PROFANE-Definition (Lamb et al., 2005)[18] von den Betroffenen vielfach nicht vollständig berichtet werden. Stürze des älteren Menschen führen ungleich mehr als in jüngerem Lebensalter zu Verletzungen mit oft tödlicher Folge (Gribbin et al., 2009; Sylliaas et al., 2009). In 22–60 % der Fälle führen Stürze des älteren Menschen zu Verletzungen bis hin zu Frakturen und schweren Kopfverletzungen (Lord et al., 2021) mit entsprechend hoher Prävalenz u. a. lange andauernder Hospitalisierungen (Lord et al., 2021; Stubbs et al., 2020).

Die Anzahl der Stürze, die in Frakturen resultieren, liegt bei bis zu 6 %; bis zu 3 % der Stürze beim älteren Menschen führen zu einer Schenkelhalsfraktur (Stubbs et al., 2020). Mit zunehmendem Alter erfolgt zudem eine überproportionale Zunahme der Inzidenz von Schenkelhalsfrakturen (Evans, 1992). Liegt die Rate sturzbedingter Schenkelhalsfrakturen bei 65-jährigen Menschen noch bei 200 (Stürzen) zu 1 (Fraktur) so verändert sich das Ratenverhältnis auf 10:1 im Alter von 80 Jahren (Evans, 1992). Diese exponentielle Erhöhung der Inzidenzrate von Schenkelhalsfrakturen hängt nicht nur mit der Reduktion der Knochenfestigkeit zusammen, sondern ist zu einem erheblichen Teil den biomechanisch ungünstiger verlaufenden Stürzen im höheren Lebensalter geschuldet (Komisar & Robinovitch, 2021; Sturnieks, 2021).

Neben den physischen Auswirkungen von Stürzen haben die leider häufig vorkommenden psychischen Folgen, im Sinne von zunehmenden Bedenken bis hin zu einer Angst vor Folgestürzen, erhebliche Auswirkungen auf das Leben der Betroffenen. Diese Sturzangst betrifft bis zu 92 % der Betroffenen, aber auch über 50 % der älteren Personen, die bisher nicht gestürzt sind (Aoyagi, 1998; Scheffer et al., 2008) (Abschn. 3.4.4). Es ist verständlich, dass es aus Angst vor Folgestürzen zu einer zunehmenden Einschränkung der körperlichen Aktivitäten und Partizipation kommt, was zu weiterer physischer Dekonditionierung und dem Verlust an den Glauben an die eigenen Fähigkeit führt und somit einem nochmals erhöhten Sturzrisiko Vorschub leistet (Wijlhuizen et al., 2007) und in der Summe die Lebensqualität stark einschränken kann.

Fasst man die Zielgrößen eines körperlichen Trainings im Spannungsfeld der Sturzprophylaxe zusammen, so lassen sich folglich 3 wesentliche Trainingsziele kategorisieren:

a. Häufigkeit von Sturzereignissen
b. Schwere der Stürze im Sinne hoher Belastungseinwirkung („Impact") auf den Knochen
c. Sturzangst

Im Weiteren sollen der Effekt und die Ausrichtung eines körperlichen Trainings zur Verbesserung dieser Größen dargestellt werden. Vorgreifend sei erwähnt, dass

---

[18] „An unexpected event in which the participants come to rest on the ground, floor, or lower level."

sich der ganz überwiegende Teil der entsprechenden Forschung auf die Reduktion der Sturzhäufigkeit bezieht.

3.4.1 Empfehlungen zur Reduktion der Sturzhäufigkeit

3.4.1.1 Evidenz der Effektivität von Trainingsinterventionen zur Reduktion der Sturzhäufigkeit

Vergleichbar dem Spannungsfeld der ossären Frakturprophylaxe liegt für den Bereich der Sturzprophylaxe eine Vielzahl von Untersuchungen vor, die mit unterschiedlichen Trainingsprotokollen und bei unterschiedlichen Studiengruppen die Effekte eines körperlichen Trainings auf die Reduktion der Sturzhäufigkeit erfassen. Die aktuelle Version des Cochrane-Reviews (mit Metaanalyse) zu diesem Thema („Exercise for preventing falls in older people living in the community") fasste die Daten von 116 Studien mit insgesamt 25.160 Teilnehmenden zusammen (Sherrington et al., 2020; Sherrington et al., 2019). Das Ergebnis der Metaanalyse für den Endpunkt „Sturzrate" (RaR: Anzahl der Sturzereignisse in Trainings- vs. Kontrollgruppen) zeigte ein Ergebnis von (RaR) 0,77 (95 % KI 0,71–0,83), also eine relative Risikoreduktion von 23 % bei hoher Vertrauenswürdigkeit der Analyse. Der Effekt auf den Endpunkt „Anzahl der Stürzenden" (Anteil der Stützenden je Gruppe) war mit einer Reduktion von −15 % (RR 0,85; 0,81–0,89, hohe Vertrauenswürdigkeit) geringer, aber ebenfalls signifikant. Das relative Risiko für sturzbedingte medizinische Behandlung sank um 39 %; das relative Risiko für sturzinduzierte Frakturen wurde mit einem Minus von 27 % angegeben, allerdings wird für beide Größen eine geringe Vertrauenswürdigkeit[19] konstatiert. Dasselbe gilt für sturzbedingte Hospitalisierungen, für die eine nichtsignifikante Reduktion von 22 % (RR 0,78; 0,51–1,18) berichtet wird. Im Grundsatz werden diese Resultate von weiteren, aktuellen Übersichtsarbeiten und Metaanalysen bestätigt (Dautzenberg et al., 2021; Wang et al., 2020; Zhao et al., 2019). Deutlich weniger Untersuchungen zur Sturzprophylaxe mittels strukturierter Bewegungsinterventionen fokussieren auf die hochrelevante Gruppe von älteren Menschen mit spezifischen Limitationen und Erkrankungen, die in engem Zusammenhang mit dem Sturzrisiko gesehen werden. Für Menschen mit Morbus Parkinson wird die Effektivität körperlichen Trainings auf die Sturzrate von den vorliegenden Metaanalysen mit −53 % angegeben. Keine signifikante Reduktion der Sturzhäufigkeit wird bei Schlaganfall-Betroffenen (−26 %) oder nach kürzlich erfolgten Krankenhausaufenthalten (plus 16 %!) berichtet (Sherrington et al., 2017). Bei Menschen mit kognitiven Limitationen (9 Studien) wird eine Reduktion der Sturzrate von 30 % (RaR 0,70; 0,52–0,95; geringe Vertrauenswürdigkeit), allerdings keine Reduktion des Sturzrisikos ([plus 1 %], geringe Vertrauenswürdigkeit) angegeben (Li et al., 2021).

---

[19] Niedrige Vertrauenswürdigkeit bedeutet, dass man die Evidenz nur mit entsprechender Vorsicht für Entscheidungen nutzen soll.

Zu bedenken ist allerdings, dass die Wirksamkeit der Interventionen auf die Sturzhäufigkeit in realen Versorgungsstrukturen und -prozessen möglicherweise nicht so hoch ist wie unter idealisierten Studienbedingungen. So zeigt das als Goldstandard betrachtete Otago-Exercise-Programm (OEP) im Gegensatz zu seinem Einsatz u. a. in einer spezialisierten Klinik (Liu-Ambrose et al., 2019; Thomas et al., 2010) keine positiven Effekte für Stürze und Frakturen bei selbstständig lebenden Frauen 70 Jahre und älter (Bruce et al., 2021). Dieses Ergebnis spiegelt die oft zu geringe Adhärenz und fehlende Individualisierung der verwendeten Trainingsprotokolle. Auch die Interventionstreue, d. h. die Beibehaltung des Trainingsprotokolls aus den erfolgreichen Studien ist oft gering. Diese steht allerdings auch im Kontrast zu notwendigen Anpassungen an Zielgruppenspezifika und Kontextfaktoren in anderen Settings. Auch weitere trainingswissenschaftliche Aspekte, z. B. ausreichende Variation und Progression zur Realisierung positiver Effekte und deren Beibehaltung bei Verstetigung des Programms werden wahrscheinlich zu wenig berücksichtigt. Vergleichbar dem ossären Spannungsfeld der Frakturprophylaxe ist dieser Aspekt aber derzeit noch nicht ausreichend evaluiert.

3.4.1.2 Risikofaktoren für Stürze als Basis der Identifizierung relevanter Trainingsziele

Zahlreiche Untersuchungen haben eine Vielzahl von unterschiedlichen Risikofaktoren für Stürze im Alter vorgelegt (Lord, Sherrington et al., 2021; Montero-Odasso et al., 2022). Um relevante Trainingsziele für ein körperliches Training abzuleiten, werden an dieser Stelle nur Risikofaktoren berücksichtigt, die durch ein körperliches bzw. motorisch-kognitives Training (in unterschiedlichem Maße) positiv beeinflusst werden können. Zur besseren Darstellung, Nachvollziehbarkeit und trainingsmethodischen Ansteuerung wurden die einzelnen Risikofaktoren in unterschiedliche Kategorien zusammengefasst:

Reduzierte neuromuskuläre Funktionalität

- Reduzierte muskuläre Maximalkraft
- Reduzierte muskuläre Schnellkraft
- Langsame Einfachreaktionszeit
- Langsame Wahlreaktionszeit

Posturale Instabilität

- Langsames freiwilliges/bewusstes Stepping
- Unzureichendes reaktives Stepping
- Gestörte Transferfähigkeit („sit-to-stand")
- Reduzierte Ganggeschwindigkeit
- Erhöhte Gangvariabilität
- Gestörte Stabilität im Stehen
- Gestörte Stabilität beim Lehnen/Greifen

Kardiometabolische Aspekte

- Synkope
- Blutdruckschwankungen
- Diabetes mellitus Typ 2
- Geringe Ermüdungswiderstandsfähigkeit

Sensorische Defizite

- Reduzierte Vestibulärfunktionen
- Reduzierte Propriozeption

Kognitive Störungen

- Störungen der Exekutivfunktionen
- Langsame Informationsverarbeitungsgeschwindigkeit

Psychologische Aspekte

- Erhöhte Bedenken zu Stürzen
- Depressive Symptomatik

Neben den oben aufgeführten Sturzrisikofaktoren existiert eine Vielzahl weiterer, wie bspw. sturzrelevante Medikation/Polypharmazie (Dhalwani et al., 2017) oder eine ausgeprägte Hyperkyphose (van der Jagt-Willems et al., 2015), die ebenfalls über eine geeignete Intervention verbessert werden können. Die oben genannten Risikofaktoren stehen oft in Beziehung zueinander und können von extrinsischen Risikofaktoren (bspw. Wetter, Kleidung, Schuhwerk) modifiziert werden. Ihre jeweilige Relevanz im Sinne ihres Beitrags zu einem Sturzereignis ist zudem abhängig vom individuellen Risikoprofil und im Kontext der situativen Gegebenheit zu betrachten. Das Vorliegen eines komplexen Risikofaktorenkonglomerats sowie unklare Wirkpfade erschweren häufig eine detaillierte Zuordnung und Priorisierung individueller Trainingsziele. Trotzdem ist eine individuelle Sturzrisikoanalyse als Ausgangsbasis der Trainingsplanung und -regelung von zentraler Relevanz.

3.4.1.3 Trainingsmethodische Umsetzung eines Trainings zur Reduktion von Sturzereignissen

Eine wesentliches Problem bei der Generierung evidenzbasierter und ausreichend detaillierter Trainingsempfehlungen im Bereich der Sturzprophylaxe hängt mit biometrischen Gründen der vorliegenden Untersuchungen zusammen. Die überwiegend dichotomen Studienendpunkte „Sturzrate", „Sturzrisiko" oder „Sturz mit Verletzung" und relativ geringe Wahrscheinlichkeit des Ereigniseintritts benötigen für eine ausreichend hohe statistischen Power sehr große Stichproben, um die Effekte auf signifikantem Niveau belegen zu können. Bei vergleichenden Untersuchungen mit zwei Trainingsarmen, die bspw. auf die Effekte hoher versus moderater Reizhöhe bspw. eines dynamischen Krafttrainings auf das Sturzrisiko fokussieren, sind nochmals deutlich geringere (Zwischengruppen-)Unterschiede zu erwarten, als bei einem Vergleich mit inaktiven Kontrollgruppen. Um eine angemessene statistische Power zur Beantwortung dieser Fragestellungen zu generieren, sind je nach Fragestellung für klinische (Trainings-)Studien kaum noch leistbare Fallzahlen nötig. Metaanalysen, die in Sensitivitäts- oder Subgruppen-Analysen auf Trainingsgrößen fokussieren (z. B. Caristia et al., 2021; Sherrington et al., 2020; Sherrington et al., 2017; Tricco et al., 2017), sind aufgrund der Heterogenität der Ergebnisse durch unterschiedliche Studien-, Teilnehmer- und Interventionscharakteristika (Abb. 2.1) nur sehr bedingt geeignet, detaillierte Trainingsempfehlungen auszusprechen. Dies gilt in einem geringeren Maße auch für den Bereich der Trainingsinhalte; trotzdem erscheint es in einem ersten Schritt angemessen und hilfreich, Studienergebnisse zu präsentieren, die erste Rückschlüsse über die Effektivität ausgewählter Trainingsinhalte ausweisen. Zur besseren Vergleichbarkeit und Übersichtlichkeit beschränkt sich die Auflistung auf den Endpunkt „Sturzrate" (Anteil Sturzereignisse je Gruppe) und „Sturzrisiko" (Anteil der Stürzenden je Gruppe).

Zur dedizierten Empfehlung optimierter Trainingsprogramme sind die oben aufgeführten Daten allerdings zu unspezifisch. Dies gilt für die genannten Trainingsinhalte, welche innerhalb einer Metaanalyse/Metaregression zur Generierung der erwünschten Power trainingswissenschaftlich zu indifferenziert kategorisiert[20] werden und umso mehr für die Belastungskomponenten, die sich wie in Abschn. 3.4.1.3 besprochen, für den Endpunkt „Sturzhäufigkeit" kaum bestimmen lassen. Daher möchten wir die Effektivität unterschiedlicher Trainingsinhalte auf das Sturzereignis im Weiteren ausführlich besprechen. Zur Kategorisierung der Trainingsinhalte verwenden wir zunächst die Einteilung von Lamb et al. (Lamb et al., 2011), welche die folgende Taxonomie zur Klassifikation von Trainingsinhalten mit Fokus „Sturzereignis" vorlegen.

- Gait, Balance and functional training
- Strength/resistance (incl. power)
- Flexibility
- 3D (Tai-Chi, Qi-Gong, Dance)
- General physical activity
- Endurance
- „Others"

3.4.1.3.1 Gang-, Gleichgewichts- und funktionelles Training

Das aktuelle Cochrane-Review (Sherrington et al., 2019, 2020) berichtet über eine sehr hohe Evidenz positiver Effekte eines „Gang-, Gleichgewichts- und funktionellen Trainings" auf die Sturzhäufigkeit selbstständig lebender älterer Menschen (Tab. 3.6).

---

[20] Bspw. „Gleichgewicht" siehe Abschn. 3.4.1.3.1.

Tab. 3.6 Wirksamkeit verschiedener Bewegungskomponenten (bzw. Trainingsinhalte) verglichen mit Kontrollgruppen in Bezug auf die Reduktion von Sturzrate und -risiko (Sherrington et al., 2020; Sherrington et al., 2019)

Trainingsinhalt (versus Kontrolle)	Endpunkt	Studienanzahl	Relatives Risiko (95 % KI)
Funktions- oder Gleichgewichtstraining	Sturzrate	39 ⊕⊕⊕⊕	0,76 (0,70 bis 0,82)
	Sturzrisiko	37 ⊕⊕⊕⊕	0,87 (0,82 bis 0,91)
Multimodale Programme*	Sturzrate	15 ⊕⊕⊕·	0,72 (0,56 bis 0,93)
	Sturzrisiko	17 ⊕⊕⊕·	0,78 (0,64 bis 0,96)
Tai-Chi	Sturzrate	9 ⊕⊕⊕·	0,77 (0,61 bis 0,97)
	Anteil Stürzender	8 ⊕⊕⊕⊕	0,80 (0,70 bis 0,91)
Kraft-/Schnellkrafttraining	Sturzrate	5 ⊕···	1,14 (0,67 bis 1,97)
	Anteil Stürzender	2 ⊕···	0,81 (0,57 bis 1,15)
Tanzen	Sturzrate	1 ⊕···	1,34 (0,98 bis 1,83)
	Sturzrisiko	1 ⊕···	1,35 (0,83 bis 2,20)
Gehen/Walking	Sturzrate	2 ⊕···	1,14 (0,66 bis 1,97)
	Sturzrisiko	2 ⊕···	1,05 (0,71 bis 1,54)

* Primäre Komponenten: Gang-, Gleichgewichts- und Funktions- sowie Krafttraining; Vertrauenswürdigkeit ⊕⊕⊕⊕ hoch, ⊕⊕⊕· moderat, ⊕⊕·· gering, ⊕··· sehr gering

3.4.1.3.2 Gangtraining, Stepping

Die überwiegende Anzahl der Stürze bei selbstständig lebenden älteren Menschen ereignet sich beim Gehen, insofern ist es sinnvoll, diesen Aspekt angemessen zu berücksichtigen. Der Gangadaptabilität, also der Anpassung des Schrittmusters an die sich oft rasch verändernden situativen Begebenheiten (infolge der Einfachheit halber als „Stepping" bezeichnet), kommt hierbei eine große Bedeutung zu. Z. B. einen oder mehrere Schritte, variierend für Zeit, Richtung, Geschwindigkeit und Größe setzten zu können, ist entscheidend um einen Sturz zu verhindern, oder die Sturzfolgen durch eine Reduktion des Sturzimpacts zu minimieren. Der enge Zusammenhang zwischen Stepping und dem Sturzrisiko wird durch die Validität und Reliabilität von Stepping-Tests bestätigt (Okubo et al., 2021). Neben dem reaktiven Stepping, welches primär im Abschnitt „Perturbation" (Abschn. 3.4.1.3.4) besprochen werden soll, ist volitionales Stepping ein effektiver Trainingsinhalt, bei dem es darum geht, angemessene und/oder schnelle Schritte/ Veränderungen des Gangmusters als situative Reaktion auf Veränderungen in der Umwelt umzusetzen. Möchte man die Effekte von „Stepping-Interventionen" quantifizieren, so zeigt eine vorliegende Metaanalyse eine Reduktion von Sturzrate und -risiko im Bereich von 40–60 % bei älteren Menschen (geringe bzw. moderate Vertrauenswürdigkeit). Insbesondere das Potenzial von Stepping für die Reduktion des sturzbedingten Frakturenrisikos, nämlich minus 80 % (bei allerdings sehr geringer Vertrauenswürdigkeit), ist erwähnenswert (Nørgaard et al., 2023; Okubo et al., 2017). Untersuchungen berichten darüber hinaus von Verbesserungen der Ganggeschwindigkeit u. a. unter Mehrfachbelastung, dem statischen Gleichgewicht (Einbeinstand), dem Timed-up & Go Test, sowie der Wahlreaktionszeit. Keine Effekte werden indes für erhobene Kraftgrößen berichtet (Nørgaard et al., 2023; Okubo et al. 2017). Gut untersuchte (Nørgaard et al., 2023; Okubo et al., 2017) Methodenvarianten des Steppings sind das „Square Stepping Exercise (SSE)-Programm" sowie das „Multitarget-Stepping (MTS)", beide aus Japan stammend.

Beim SSE (Shigematsu, Okura, Nakagaichi et al., 2008) führen die Teilnehmer bis zu 196 verschiedene Schrittmuster mit zunehmender Komplexität mit dem ganzen Fuß oder im Zehen- oder Fersengang durch, indem sie über einen Teppich gehen, welcher in gleichmäßige Felder aufgeteilt ist. SSE kann als kostengünstige kognitiv-motorische Intervention gelten, bei der die serielle und parallele Verarbeitung von Reizen im Vordergrund steht. Eine 12-wöchige Untersuchung (Shigematsu et al., 2008) mit SSE-Applikation (2 × 70 min/ Woche) versus Kraft- und Gleichgewichtstrainings gleicher Dauer und Trainingsfrequenz zeigte bei vergleichbaren Verbesserungen funktionaler Fähigkeiten (u. a. Kraft untere Extremitäten, Gleichgewichtsfähigkeit) eine signifikanten Reduktion, (zumindest) stolperbedingte Stürze bei den 65- bis 74-jährigen gesunden Studienteilnehmerinnen während der 14-monatigen Nachbeobachtungsphase. Eine Zwillingsstudie der Autoren (Shigematsu, Okura, Nakagaichi et al. 2008) berichtet signifikante günstigere Effekte auf Beinkraft, Gleichgewicht, Beweglichkeit und Reaktionszeit nach SSE verglichen mit einem Walkingprotokoll (ebenfalls 2 × 70 min/Woche über 12 Wochen).

Beim MTS ist die Aufgabe, entweder präzise Schritte in farblich markierte Felder zu setzen oder die Schrittreaktion zu unterlassen („Go/No-Go-Aufgaben") (Yamada et al., 2013). Yamada et al. (2013) fanden bemerkenswert hohe reduzierende Effekte auf die Sturz- und Verletzungsrate selbstständig lebender älterer Menschen nach einem 24-wöchigen multimodalen Trainingsprogramm (2 × 30 min/Woche) plus 5–7 min MTS, im Vergleich zum gleichen multimodalen Programm plus Walking. Ebenfalls signifikant positive Effekte zugunsten der MTS-Gruppe wurden für Schrittgenauigkeit, Mobilität, Ganggeschwindigkeit und Sturzangst, nicht jedoch für die Beinkraft berichtet.

▶ **Schlüsselpunkte**
Volitionales Stepping stellt eine hocheffektive Methodenvariante für herausforderndes, funktionelles Gleichgewichtstraining dar. Beim volitionalen Stepping sollen Übungen appliziert werden, bei denen das normale Gangmuster gebrochen und modifiziert wird. Daneben sollte volitionales Stepping kognitiv anspruchsvolle Komponenten beinhalten.

3.4.1.3.3 Gleichgewichtstraining
In Abhängigkeit vom individuellen Risikofaktorenprofil ist ein Training der posturalen Kontrolle ein zentraler Inhalt von Trainingsprotokollen zur Sturzprävention (Sherrington et al., 2020; Sherrington et al., 2008). Die Gleichgewichtsfähigkeit ist allerdings eine komplexe, koordinative Fähigkeit, die in

unterschiedliche Kategorien mit jeweils unterschiedlicher Relevanz für den Sturz-vorgang klassifiziert werden kann. Besonders „stationäres bzw. kontinuierliches Gleichgewicht", d. h. die statische („Gleichgewichtszustand bewahren") und dynamische („Gleichgewichtszustand wiedergewinnen"), wie auch proaktive/anti-zipatorische („vor Entstehung eines destabilisierenden Ereignisses die relevante Muskulatur [Posturalmuskulatur] aktivieren") und die reaktive Gleichgewichts-fähigkeit („nach einem destabilisierenden Ereignis den Gleichgewichtszustand rasch wiederherstellen") sind im Spannungsfeld „Sturzereignis" bedeutsam (Granacher et al., 2013). Ein wichtiger Hinweis ist, dass diese unterschied-lichen Aspekte der Gleichgewichtsfähigkeit jeweils spezifisch unter der Prämisse individueller Verbesserungswürdigkeit angesteuert werden sollten, da Synergie- oder Transfereffekte von trainierten zu nichttrainierten Aufgaben gering bleiben.

Außerdem ist von Bedeutung, dass die Trainingsmaßnahmen alltagsrelevante und variierende Umweltbedingungen miteinbeziehen. Da Stürze sehr häufig beim Gehen bzw. in der Bewegung vorkommen, sind Übungen der „Gangadaptabili-tät", also Übungen, bei denen das habituelle Gangmuster verändert wird, wichtiger Bestandteil des Trainings (s. oben).

Zur Steuerung der Reizhöhe steht im Bereich der Gleichgewichtsfähigkeit eine Vielzahl von Optionen zur Verfügung, die isoliert oder (besser) in Kombination unter Berücksichtigung des individuellen Gleichgewichtstatus appliziert werden sollten. Optionen zur Generierung einer angemessenen Reizhöhe, Intensitätsprogression oder individualisierten Belastungsvorgabe im Gruppenrahmen sind dabei eine sukzessive Verringerung der Unterstützungsfläche, eine Verlagerung des Körperschwerpunkts, die Reduktion des Einsatzes der oberen Extremitäten zum Erhalt oder Wieder-herstellung der posturalen Stabilität, ein zunehmend labiler Untergrund, Ausschalten von Analysatoren/Reduktion des sensorischen Inputs (visuell, taktil), Perturbation (Störreize) inklusive kognitive (aufmerksamkeitsfordernde) Zusatzreize (Granacher et al., 2014; Gschwind et al., 2013; Muehlbauer et al., 2012). Eine weitere eher unspezifische Maßnahme zur Erhöhung des Anforderungsgrades ist eine vorher-gehende Ermüdung z. B. durch ein vorhergehendes Ausdauer- oder Krafttraining (Abschn. 3.3.2.1), eine Trainingsmethode, die der Sturzrealität älterer Menschen Rechnung trägt (Morrison et al., 2016).

3.4.1.3.4 Perturbationsbasiertes Gleichgewichtstraining

Die Relevanz des perturbationsbasierten Gleichgewichtstrainings („perturbation-based balance training", PBT; McCrum et al., 2022) in der Sturzforschung hat sich in den letzten Jahren deutlich erhöht. Innerhalb des PBT sind 2 Aspekte zentral: 1) Es werden wiederholt externe (Stör-)Reize (Perturbation) appliziert, die 2) eine kompensatorische motorische Reaktionen verursachen sollen, um das Gleichgewicht wiederherzustellen. Schnell bzw. unerwartet auftretende Störungen der posturalen Stabilität erfordern eine schnelle, reaktive und bewusste Gleich-gewichtskontrolle durch ein Zusammenspiel von Sensorik, zentraler Informations-verarbeitung und motorischer Reaktion zur Wiederherstellung des Gleichgewichts, um Stürze zu vermeiden. Das trainingsmethodische Alleinstellungsmerkmal des

PBT ist somit, dass die beübte Person einer tatsächlich möglichen Sturzexposition ausgesetzt wird, während andere Trainingsinhalte überwiegend Risikofaktoren für Stürze modifizieren. PBT weist, indem es sich sehr eng am Sturzvorgang orientiert und diejenigen Funktionen trainiert werden, die „im Falle eines Falles" entscheidend sind, um den Sturz zu vermeiden (Grabiner et al., 2014), eine sehr hohe Trainingsspezifik auf (Grabiner et al., 2014), die zu einer entsprechend hohen Sturzreduktion führen sollte. Perturbationsreize können über verschiedene Methoden und mit mehr oder weniger hohem Materialaufwand appliziert werden. Einfache Methoden zur Perturbation ohne hohen apparativen Aufwand sind bspw. die Einbeziehung unterschiedlich instabiler Untergründe, plötzlich auftauchender Hindernisse oder das überraschende externe Auslenken des Körperschwerpunkts (bspw. durch kontrolliertes „Schubsen") (DePasquale & Toscano, 2009). Wichtig bleibt, dass der Reiz mit einer Stärke appliziert wird, die ohne motorische Reaktion zu einer Störung des Gleichgewichts führt und einen Sturz zur Folge haben könnte. Absolut zentral bei dieser einfachen Form des Perturbationstrainings ist es daher, über ausreichende Sicherheitsmaßnahmen (bspw. Partnerunterstützung, Sicherung durch geeignete Gegenstände) das Risiko für einen tatsächlich vorkommenden Sturz möglichst auszuschließen. Neuere PBT-Methoden mit deutlich höherem apparativem Aufwand setzen auf motorisierte Platten, motorisierte Kabelzüge, die nahe am Körperschwerpunkt angebracht sind, sowie insbesondere auf perturbierende Laufbänder und Gangbahnen mit beweglichen Platten, die durch Verrutschen, Instabilität oder Hindernisse Perturbationsreize während der Lokomotion ausüben und somit adäquate Reaktionen zur Wiederherstellung des Gleichgewichts erfordern (McCrum et al., 2022; Okubo & Sturnieks, 2021; Tokur et al., 2020). Relevanter Vorteil dieser Trainingsmittel ist ein äußerst realitätsnahes Training mit hoher Sicherheit, Nachteil ist ein vergleichsweise hoher Materialaufwand und eine hochgradig enge Supervision mit entsprechend hohem qualifiziertem Ressourceneinsatz. Bewertet man die positiven Effekte auf Sturzendpunkte, so berichtet die kürzlich publizierte Metaanalyse von Devasahayam und Kollegen (Devasahayam et al., 2023), welche RCTs mit älteren Personen und neurologischen Patienten (bspw. Schlaganfall, Parkinson) und unterschiedliche PBT-Ansätze[21] einschloss, sehr positive Daten. Bezogen auf die Sturzrate zeigte sich nach quantitativer Analyse der 13 eingeschlossenen Studien eine signifikante Reduktion von 40 % (RaR: 0,60; 0,42–0,86). Mit einer Reduktion von 25 % war der Effekt auf das Sturzrisiko etwas geringer, aber ebenfalls signifikant (RR: 0,75; 0,60–0,92). Allerdings wird für beide Analysen eine geringe Vertrauenswürdigkeit angegeben. Trotzdem imponiert dieses positive Ergebnis umso mehr, als dass die Effekte im Vergleich zu überwiegend aktiven Kontrollgruppen (bspw. Tai-Chi, Walking, DRT) mit ebenfalls hohem Potenzial für positive Veränderungen von Sturzrate und -risiko generiert wurden. Neben seiner Effektivität ist ein weiteres

---

[21] „The loss of balance can either be caused by an external force (e.g., a moving platform, push or pull from a therapist) or by the participant's inability to maintain balance during voluntary movement" (Devasahayam et al., 2023).

Merkmal, das für die Applikation insbesondere apparativer PBT sprechen könnte, die Nachhaltigkeit der generierten Effekte.

Pai et al. (2014), die lediglich eine Trainingseinheit (TE) mit im Boden des Ganglabors befindlichen, instabilen Platten 24 via Gurtsystem gesicherte Perturbationsvorgänge auslösten, berichten eine Reduktion der Sturzereignisse im Folgejahr der Intervention von 40 % gegenüber einer Kontrollgruppe. Indes zeigen Nørgaard et al. (2023) nach insgesamt lediglich 80 min multidirektionaler PBT (verteilt auf 4 TE) lediglich eine nichtsignifikante Reduktion von 22 % in ihrem Kollektiv gesunder älterer Menschen. Lurie et al. (2020), die ein physiotherapeutisch angeleitetes, individualisiertes multimodales Trainingsprogramm (4–6 Wochen, 2–3 × 45 min/Woche), das 15 min PBT (Laufband) beinhaltete, applizierten, geben 3 Monate nach Trainingsende eine Reduktion sturzbedingter Verletzungen um 62 % (RR: 0,38; 0,21–0,75) sowie eine nichtsignifikante Reduktion des Sturzrisikos (RR: 0,83; 0,63–1,09) im Vergleich zu demselben multimodalen Training ohne Perturbation an. Die Autoren berichten von grenzwertigen signifikanten positiven Effekten (p=0,054) zugunsten des PBT 12 Monate nach der Trainingsintervention. Ein interessantes Detail ist, das wesentliche Effekte auf physische und psychische Sturzrisikofaktoren nicht erfasst werden konnte, was auf andere „modi opperandi" schließen lässt (Lurie et al., 2020).

Trotz erhöhten Sicherheitsstandards führt PTB zu einem signifikant erhöhten Risiko für unerwünschte Ereignisse (Devasahayam et al., 2023) im Vergleich zu den überwiegend aktiven Kontrollgruppe. Intensives PBT kann, nicht zuletzt aufgrund der tatsächlich berechtigten Erwartung zu stürzen, auch bei ausreichenden Sicherheitsmaßnahmen Angst induzieren. Neben Sicherheitsaspekten ist PBT auch aus diesem Grund physisch eng zu supervidieren. Wie bei anderen Trainingsinhalten sind Trainingsprinzipien (s.u.) zur Auslösung und langfristigen Sicherstellung von Anpassungserscheinungen strikt zu beachten. PBT kann über ähnliche Aspekte wie ein konventionelles Training der Gleichgewichtsfähigkeit relativ einfach progressiv gesteigert werden. Bei einfachen Verfahren ist dies bspw. über die Manipulation kognitiver, visueller und taktiler Störreize sowie das Maß der selbstinduzierten Körperschwerpunktverlagerung möglich. Bei apparativen Verfahren kann zusätzlich eine strukturierte Veränderung von Kraft und Geschwindigkeit der Störreize Übersicht in (McCrum et al., 2022) erfolgen.

▶ Perturbationsbasiertes Gleichgewichtstraining (PBT) kann ein hocheffektiver Trainingsinhalt zur Reduktion von Sturzereignissen sein. Eine Implementierung von einfachen PBT-Varianten in die Trainingseinheit erscheint grundsätzlich unproblematisch möglich. PBT erfordert allerdings hohe Standards an Sicherheit und Supervision. Durch den potenziell nachhaltigen Effekt eines PBT auf das Sturzereignis ist ein durchgehend durchgeführtes gerätebasiertes PBT möglicherweise nicht erforderlich. Regelmäßige kurze Abschnitte mit gerätebasiertem PBT könnten insofern den hohen Aufwand eines gerätegestützten PBT relativieren.

3.4.1.3.5 Funktionelles Training

Unter „funktionellem Training" wird eine Anzahl unterschiedlicher Trainings-formen subsumiert, wie bspw. ein alltagsrelevanter Hindernisparcour, Spielformen mit spezifischen Bewegungsaufgaben oder ein Krafttraining unter Gleichgewichts-anforderungen. Die breite und vergleichsweise unspezifische Klassifizierung „funktionellen Trainings" deutet dabei die mehr oder weniger hohe Über-schneidung zwischen den vorgelegten Trainingsinhalten (Sherrington et al., 2020; Sherrington et al., 2019) an.

3.4.1.3.6 3D-Training (Tai-Chi, Qi-Gong, Tanz)

Unter dem Begriff 3D-Training subsummieren Lamb et al. (2011) die recht unter-schiedlichen Trainingsinhalte Tai-Chi, Qi-Gong sowie „Tanz", der schon per se eine Vielzahl von Methodenvarianten (bspw. Aerobic Dance, Volkstanz, Polka, Klassisch) mit potenziell unterschiedlichen Wirkmechanismen und entsprechenden Effekten auf die Sturzhäufigkeit inkludiert. Für Tai-Chi liegt eine Vielzahl von Untersuchungen mit meist positiven Ergebnissen auf die Sturzhäufigkeit unterschiedlicher Ziel-gruppen vor. Signifikant positive Effekte auf die Sturzhäufigkeit werden für selbst-ständig lebende ältere Menschen (RaRs zwischen 0,51 und 0,87, moderate bis hohe Vertrauenswürdigkeit), Menschen mit Parkinson-Krankheit ([0,29; 95 % KI 0,11–0,79], niedrige Vertrauenswürdigkeit) und Schlaganfallpatienten ([0,21; 0,09–0,48], niedrige Vertrauenswürdigkeit) berichtet (Mattle et al., 2020; Winser et al., 2018; Zhong et al., 2020). Unter den Tai-Chi-Methodenvarianten zeigt der Yang-Stil ver-glichen mit dem Sun-Stil[22] eine höhere Effektivität (Huang et al., 2017). Durch seine vielschichtige Charakteristika beeinflusst Tai-Chi über mehrere Mechanis-men sturzrelevante Risikofaktoren. Hierzu zählen Verbesserungen der statischen und dynamischen Gleichgewichtsfähigkeit (Wehner et al., 2021; Yu et al., 2021; Zheng et al., 2021), Propriozeption (insbesondere der Fuß- und Kniegelenke (Tsang & Hui-Chan, 2004; Xu et al., 2004; Yu et al., 2021)), Gangbild, Reaktionszeit (Li et al., 2009) und der Exekutivfunktionen (Wayne et al., 2014). Nachgewiesen sind ebenfalls die positiven Effekte auf die Sturzangst (Li et al., 2005).

Für „Tanz" liegen nur sehr wenige Untersuchungen vor (Eyigor et al., 2009; Merom et al., 2016; Trombetti et al., 2011), die überwiegend folkloristische und historische Tanzformen evaluieren. Wie bereits oben angedeutet, sind die Ergeb-nisse, was eine Reduktion von Stürzen angeht, nicht zuletzt aufgrund der breiten Spanne an Methodenvarianten von „Tanz" äußerst uneinheitlich. Trombetti et al. (2011), die Jaques-Dalcroze-Eurhythmie mit Dual-Task über 6 Monate in einem Kollektiv selbstständig lebender Senioren mit erhöhtem Sturzrisiko durchführten, berichten eine signifikante (50 %) Reduktion der Sturzrate (RaR 0,46; 95 % KI 0,27–0,79). Ebenfalls (tendenziell) günstigere Resultate als in der Kontrollgruppe zeigte der RCT von Eyigor et al. (2009), die den Effekt

---

[22] Der Yang-Stil ist die üblicherweise in westlichen Länder praktizierte Tai-Chi-Methoden-variante. Der Yang-Stil zeichnet sich durch langsame, gleichmäßige Bewegungen aus, während die 98 Übungen des Sun-Stils in aufrechter Körperposition mit fließenden Übergängen und Körperschwerpunkt über einem Bein auszeichnet.

folkloristischer Tänze in einem Kollektiv von 20 gesunden Frauen 65 Jahre und älter über lediglich 8 Wochen[23] evaluierten. Tendenziell negative Effekte einer 12-monatigen „Social Dance Intervention" (Volks- oder Gesellschaftstanz) mit australischen institutionalisierten Senioren zeigen Merom et al. (2016) in ihren teilnehmerstarken Cluster-RCT. Obwohl die Autoren (zumindest statistisch) mögliche Störvariablen berücksichtigen, liegt für die kumulierte Interventionsgruppe eine ca. 20 % höhere Ereignisrate an Sturzereignissen verglichen mit einer nichttrainierenden Kontrollgruppe vor. Auch Bewohner mit erhöhtem Sturzrisiko profitierten nicht von der Intervention. Eine vergleichende Subanalyse der beiden Tanzformen (Volks- vs. Gesellschaftstanz) ergab, dass die Sturzrate bei der Volkstanzgruppe höher war als bei der Gesellschaftstanzgruppe. Die Autoren spekulieren, dass der Mangel an überschwelligen Anforderung an die Gleichgewichtsfähigkeit sowie eine relativ geringe Nettotrainingsfrequenz (ca. 1 × 60 min/Woche) zu diesem Ergebnis führte. Insgesamt ist das inkonsistente Ergebnis auf die Sturzhäufigkeit zu einem guten Teil methodisch begründet. Betrachtet man die nachgewiesenen Effekte unterschiedlicher Tanzformen, so werden Verbesserungen des Gleichgewichts, des Gangs, der Mobilität, der Kraft und der Propriozeption bei älteren Menschen berichtet (Fernandez-Arguelles et al., 2015; Marmeleira et al., 2009). Je nach Typ/Form beinhaltet Tanz individuell meist überschwellige dynamische Gleichgewichtsübungen und erfordert sowohl serielle als auch simultane kognitive Verarbeitung. Alle genannten Größen stehen in Zusammenhang mit der Sturzhäufigkeit. Aufgrund der hohen Popularität und Attraktivität von Tänzen im Zielkollektiv der älteren (weiblichen!) Bevölkerung, können geeignete Tanzformen zumindest Eingang in die initiale Erwärmungssequenz der Übungsstunde (Abschn. 3.3.2.1) erhalten. Insgesamt ist dieser Trainingsinhalt aber zwingend von weiteren Untersuchungen zu adressieren.

▶ **Wichtig**
Tai-Chi kann als Trainingsinhalt von Trainingsprogrammen empfohlen werden. Dass Tai-Chi nach Erlernen von Übungsformen selbstständig und ohne Trainingsmittel durchgeführt werden kann, erhöht seine Einsatzmöglichkeiten.
Aufgrund der inkonsistenten Datenlage können Tanzformen derzeit nicht zur Prophylaxe von Stürzen empfohlen werden, können jedoch als Teil der Erwärmungsphase einer Trainingseinheit mit einfließen.

3.4.1.3.7 Kraft-/Schnellkrafttraining
Möglicherweise etwas überraschend für den Leser, liegen für die Trainingsinhalte Kraft- bzw. Schnellkrafttraining, zumindest bei isolierter Applikation, keine Evidenz für eindeutige positive Effekte vor, obwohl es sich bei Muskelschwäche um einen

---

[23] Primärer Endpunkt dieser Untersuchung waren funktionale Größen; für den Endpunkt „Reduktion von Sturzereignis" war die statistische Power zur Absicherung signifikanter Effekte deutlich zu gering.

relevanten und modifizierbaren Risikofaktor handelt. Ein wesentliches Manko ist dabei die relativ geringe Anzahl an Untersuchungen, die auf die Effekte eines isolierten Kraft-/Schnellkrafttrainings auf Sturzgrößen ausgerichtet sind. Zudem sind die Ergebnisse bezüglich Teilnehmer- und Trainingscharakteristika sehr heterogen. Die oben aufgeführte systematische Übersichtsarbeit von Sherrington et al. (2019) (Tab. 3.6) zeigte für die Sturzrate (5 Studien) sogar einen tendenziell negativen Effekt isolierter Krafttrainingsprotokolle (1,14; 95 % KI 0,67–1,97). Im Gegenteil dazu berichten Claudino et al. (2021) für supervidierte Protokolle (6 Studien) im direkten Vergleich zu uni- oder multimodalen bewegungsbasierten Studienarmen eine ähnliche hohe Effektivität auf das Sturzrisiko. Die Ergebnisse beider Analysen weisen eine geringe Vertrauenswürdigkeit auf. Der große RCT von Bischoff-Ferrari et al. (2022), welche in den zuvor genannten Übersichtsarbeiten noch nicht eingeschlossen war, zeigte ebenso im isolierten Studienarm eines nicht supervidierten Kraft- vs. Flexibilitätstrainings (3 × 30 min/Woche) zu Hause tendenziell negative Effekte des Krafttrainingsprotokolls auf die Sturzrate bei gesunden älteren Menschen (RaR 1,10; 95 % KI 0,99–1,22) und war für das Sturzrisiko in den Subgruppen der Männer, jüngeren Teilnehmern und Menschen mit Stürzen in der Vergangenheit signifikant erhöht (Bischoff-Ferrari et al., 2022). Für „sturzbedingte Verletzungen" zeigte das Gesamtergebnis für alle Teilnehmer sowie für die oben beschriebenen Subgruppen vergleichbare Ergebnisse (Bischoff-Ferrari et al., 2020). Bei Betrachtung des Protokolls dieser Untersuchung fällt allerdings das Fehlen einer Vorgabe der Reizhöhe auf.

Während die generelle Empfehlung für isolierte Kraft-/Schnellkraft-Protokolle zur Sturzprophylaxe auf der Basis der vorliegenden Literatur nicht ausgesprochen werden kann, ist umgekehrt ein funktionelles Training mit Kraft-/Schnellkrafttrainingsaspekten nachgewiesenermassen ein effektiver Trainingsinhalt (u. a. Sherrington et al., 2019). Eine mögliche Kombination ist das Kraft- oder Schnellkrafttraining auf labiler Unterlage, also ein Training mit Gleichgewichtskomponente. Insgesamt wird der Schnellkraft ein höherer Stellenwert für die physische Funktion beim älteren Menschen zugewiesen als anderen Kraftdimensionen, wie bspw. der Maximalkraft (Bean et al., 2003; Reid et al., 2012). Dies schließt auch sturzrelevante Aspekte ein. Tatsächlich ist für eine schnelle reaktive Korrektur bei Gleichgewichtsverlust die zeitliche Dimension der Kraft eine zentrale Größe. Neben der Generierung funktionaler Verbesserung (Steib et al., 2010) ist ein Schnellkrafttraining ebenfalls geeignet, das reaktive Gleichgewicht zu verbessern (Kim et al., 2021). Da primär die fehlende Kraft-/Schnellkraft der unteren Extremitäten mit dem Sturzrisiko in Verbindung stehen, sollte ein Training aller großen Muskelgruppen durchgeführt werden, um neben Effekten auf sarkopenische Risikofaktoren auch positiven Einfluss auf die unten aufgeführten Strategien zur Impaktreduktion (Abschn. 3.4.3) durch ein ausreichendes Kraft-/Schnellkraftniveau der Muskulatur von Rumpf und oberen Extremitäten zu nehmen (Granacher et al., 2013, Komisar & Robinovitch, 2021). Bei ausgeprägter Hyperkyphose und entsprechender Verlagerung des Körperschwerpunkts nach ventral kann ein Krafttraining der Rückenmuskulatur zur Aufrichtung (van der Jagt-Willems et al., 2015) ebenfalls ein Schwerpunkt des Krafttrainings sein.

Grundsätzlich ist zu berücksichtigen, dass hochintensives Kraft-/Schnellkraft-training, bei gebrechlichen älteren Menschen durchgeführt, mit einem erhöhten Risiko für muskuloskeletale Beschwerden einhergehen kann (Latham et al., 2003). Wir empfehlen daher (Abschn. 3.5.2.2), vergleichbar der Vorgehensweise für die Reizhöhe, eine Variation der Bewegungsgeschwindigkeit beim Krafttraining mit Phasen "explosiver" Bewegungsausführung und Phasen moderater oder langsamer Bewegungsgeschwindigkeit. Ein wichtiger Aspekt innerhalb des Schnellkraft-trainings, der nur selten adressiert wird, aber trainingsmethodisch hochrelevant ist, istder Widerstand gegen die die schnellkräftige Bewegungsausführung durch-geführt werden soll. Da zur reaktiven (Wieder-)Herstellung der posturalen Stabili-tät, das Körpergewicht über die unteren Extremitäten im Extremfall einbeinig (explosiv) in eine stabile Position gebracht werden muss, sind unserer Einschätzung nach moderate bis hohe Widerstände beim Schnellkrafttraining zu favorisieren (65–80 % 1RM entsprechend 6–12 Wiederholungen bei muskulärer Ausbelastung). Auf-grund ähnlicher Voraussetzungen sollten Muskelgruppen des Schulterbereichs und obere Extremitäten, also Muskelgruppen, die den Sturz abfangen bzw. den Sturz-impact verringern können, zumindest phasenweise nicht nur schnellkräftig, sondern auch gegen hohe Widerstande arbeiten. In Abhängigkeit von Trainingsziel und zeit-licher Disposition empfehlen wir als Trainingsmethode das Einsatz-Krafttraining (ein Satz je Übung), das zwar etwas geringere Effekte auf Kraftfähigkeiten und funktionelle Fähigkeiten verglichen mit einem Mehrsatztraining aufweist (Borde et al., 2015), aber aufgrund höherer Zeiteffektivität mehr Raum für andere relevante Trainingsinhalte zulässt.

▶ **Wichtig**
Obwohl nur unbefriedigende Evidenz für den Einsatz isolierter Kraft-oder Schnellkrafttrainings-Protokolle vorliegt, ist ein variables und vor allem funktionell orientiertes Krafttraining Bestandteil von Trainings-protokollen zur Sturz- und Sturzimpactreduktion. Die gilt insbesondere für funktionell limitierte Menschen mit einschlägigen Risikofaktoren (bspw. Sarkopenie).
Phasen schneller oder explosiver Bewegungsgeschwindigkeit (Schnell-kraft) sollen von intermittierenden Phasen moderater oder niedriger Bewegungsgeschwindigkeit begleitet werden, um eine Überlastung muskuloskeletaler Strukturen zu vermeiden.
Vergleichbares gilt für die Reizhöhe bzw. die im Kraft-/Schnell-krafttraining applizierten Widerstände. Ein Schnellkrafttraining mit hohen Widerständen ist zu favorisieren, allerdings sollte auch hier eine entsprechende Periodisierung/Zyklisierung mit Phasen niedriger bis moderater Reizhöhe Berücksichtigung finden.

3.4.1.3.8 Ausdauertraining
Ausdauertraining   ist ein Trainingsaspekt, der Sturzrisikofaktoren wie herab-gesetzte Ermüdungswiderstandsfähigkeit und geringe Regenerationsfähigkeit nach Belastung sowie kardiometabolische Risikofaktoren, wie u. a. Blutdruck-

schwankungen und Synkope, besonders effektiv beeinflussen kann (Fu et al., 2011; Mikos et al., 2021; Morrison et al., 2016). Trotz dieser positiven Effekte auf potenzielle Sturzrisikofaktoren vergleichbarer Probandenkollektive und demselben Trainingsinhalt („Walking") liefern die 3 vorliegenden Untersuchungen inkonsistente Ergebnisse für Effekte eines isolierten, moderat intensiven Ausdauertrainings zur Sturzprävention (Ebrahim et al., 1997; Okubo et al., 2016; Voukelatos et al., 2015). Zwei der Untersuchungen fanden, verglichen mit inaktiven Kontrollgruppen, einen fehlenden positiven (Voukelatos et al., 2015) oder gar einen signifikant negativen Effekt im Sinne einer höheren Sturzrate in der Interventionsgruppe (Ebrahim et al., 1997). Okubo et al. (2016) fanden keinen Unterschied (Sturzrate) zwischen der Walking-Gruppe und einem Gleichgewichtstraining, allerdings mit einer signifikant geringeren Ereignisrate der Walking-Gruppe, wenn auf die körperliche Aktivität adjustiert wurde. Jedoch erhöhte die Walking-Intervention das Risiko zu stolpern. Insbesondere Menschen mit hohem Sturzrisiko wird derzeit von einem nicht supervidierten Walkingtraining als Komponente von Trainingsprotokollen zur Sturzreduktion abgeraten. Andererseits ist Walking ein Bestandteil erfolgreicher Programme wie dem Otago-Exercise-Programm (OEP) (Gardner et al., 2001).

Die Evaluation der Effekte von isoliertem Ausdauertraining beschränken sich bislang zu einseitig auf das wenig komplexe und niedrig-intensive/umfangsorientierte „Walking". Höherintensive Intervallmethoden eines Ausdauertrainings und/oder ausdauerorientierte Trainingsformen (Aerobic, Tanz, Spielformen) mit komplexeren Bewegungsmustern, die (spekulativ) ein höheres Potenzial zu maßgeblichen Effekten auf Sturzgrößen aufweisen könnten, wurden bislang nicht evaluiert. Als Fazit muss daher vermerkt werden, dass derzeit keine belastbaren Empfehlungen für den Einsatz ausdauerorientierter Protokolle als Komponente oder gar Hauptbestandteile von Trainingsprotokollen ausgesprochen werden können.

3.4.1.3.9 Beweglichkeit, Flexibilität

Uns sind keine Untersuchungen bekannt, die den Effekt eines isolierten Trainings der Beweglichkeit auf Sturzrate oder -Risiko im Vergleich zu einer inaktiven Kontrollgruppe fokussieren. In wenigen Trainingsstudien ist „Beweglichkeit" neben Kraft- oder Gleichgewichtstraining primärer Trainingsinhalt (Beyer et al., 2007; Freiberger et al., 2007; Means et al., 2005; Morone et al., 2016; Suzuki et al., 2004), in den meisten anderen Studien (Sherrington et al. 2019) allerdings lediglich nachrangiger Bestandteil. Die bereits oben vorgestellte Do-Health-Studie (Abschn. 3.4.1.3.3) von Bischoff-Ferrari et al. (2022) implementiert ein Training der Flexibilität als Kontrollgruppe für ein ebenso häufig stattfindendes Krafttraining vergleichbarer Muskelgruppen. Nach Subgruppenanalyse desnicht signifikanten Ergebnisses für das Gesamtkollektiv gesunder älterer Menschen (RaR 1,10; 95 % KI 0,99–1,22), zeigten sich für die Subgruppe der Männer, jüngeren Studienteilnehmer und Teilnehmer mit Sturzgeschichte signifikante Zwischengruppenunterschiede zugunsten des „Flexibilitätstrainings" (!)(Bischoff-Ferrari et al., 2022). Relevante Flexibilitätskomponenten werden ebenfalls für Tai-Chi oder Pilates berichtet, die als effektive Trainingsinhalte zur Sturzreduktion gelten. Die Rationale für ein Flexibilitäts- oder Beweglichkeitstraining[24] als Trainings-komponente multimodaler Sturzprophylaxe liegt u. a. in einer ausreichenden Beweglichkeit von Hüft- und Beinmuskultur für einen Ausfallschritt mit hoher seitlicher oder frontaler Bewegungsamplitude beim Stolpern oder Ausrutschen und/oder einer ausreichenden Beweglichkeit der Rumpfmuskulatur zum Weg-drehen der exponierten Hüfte beim Sturz begründet. Trotz inkonsistenter Daten und niedriger Vertrauenswürdigkeit der Literatur wird bei ausreichenden zeitlichen Ressourcen die Durchführung eines Beweglichkeitstrainings[25] als nachrangige Trainingskomponente zur Reduktion von Sturzereignissen und Impactreduktion von uns empfohlen.

3.4.1.4 Weitere Trainingsinhalte zur positiven Beeinflussung der Sturzhäufigkeit

Ergänzend zu den Inhalten der Klassifikation von Lamb et al. (2011), sind in den letzten Jahren weitere Trainingsformen/-methoden[26] untersucht worden, welche sich nicht eindeutig den bisher besprochenen Kategorien zuordnen lassen und im Folgenden aufgeführt werden.

3.4.1.5 Interaktives kognitiv-motorisches Training

Um die Komplexität der Realität abzubilden, bedarf es Trainingsparadigmen, welche eine angemessene Integration sensorischer, kognitiver und motorischer Reize erfordern (Amboni et al., 2013). Mit zunehmendem Alter erfordert der Erhalt der posturalen Kontrolle während alltäglicher Aktivitäten in sich verändernden Umwelten zunehmend kognitive Kapazitäten (Boisgontier et al., 2013). Hier zeigt sich, dass insbesondere höhere kognitive Leistungen, sogenannte Exekutiv-funktionen relevant sind. Eine Form der exekutiven Funktionen ist die Inhibition, d. h. die Beachtung relevanter Reize bei gleichzeitiger Unterdrückung von irrelevanten Reizen. Diese ist für das Sturzrisiko im Alter von besonderer Bedeutung (Anstey, 2022; Mirelman et al., 2012; Okubo et al., 2022; Schoene et al., 2017).

Dieser Komplexität werden interaktive kognitiv-motorische Trainingsinter-ventionen (ICMT) gerecht, bei der die Teilnehmenden zur Durchführung einer Aufgabe über Bewegungen, wie z. B. Schritte, mit einem Computer interagieren. Hierbei müssen Reize wahrgenommen (Sehen, Hören, Propriozeption) und kognitiv zügig verarbeitet (z. B. Vermeiden von Objekten, Distraktoren) werden, um adäquat motorisch (z. B. Stepping, Gehen) zu reagieren. ICMT umfasst Virtual-Reality(VR)-Applikationen und Exergames (Exercise plus Videogames), wobei der Übergang zwischen ihnen fließend ist (de Bruin, Schoene, Pichierri, & Smith, 2010). Während herkömmliche Sturzpräventionsprogramme oftmals

---

[24] Also Bewegungen mit optimaler Beweglichkeit/Schwingungsweise im Gelenk durchführen zu können.

[25] Bspw. im Rahmen eines „cool-downs" oder in den Satz oder Übungspause des Krafttrainings.

[26] Hierzu zählt ebenfalls das bereits oben beschriebene Perturbationstraining.

darunter leiden, dass die Teilnahmerate im Interventionsverlauf stark abnimmt (Nyman & Victor, 2011, 2012), könnten ICMT über Gamification-Elemente, z. B. Belohnungssysteme (u. a. Punktevergabe, Rankings), sofortiges (visuelles und/ oder akustisches) Feedback, realistische Zielsetzungen (Schwierigkeitslevel) und die Möglichkeit der Selbstbeobachtung des Leistungsverlaufs, Motivation und Trainingsdosis günstig beeinflussen (Collado-Mateo et al., 2021; Valenzuela et al., 2018), was sich positiv auf die Wirksamkeit auswirkt.

Mehrere Studien konnten zum Teil recht beeindruckende Ergebnisse in Bezug auf den sturzpräventiven Effekt von ICMT demonstrieren. Beispielsweise berichtete eine Studie mit ausreichend großer Stichprobe eine relative Reduktion der Sturzrate um >40 % nach 6 Monaten, in denen drei 45-minütige TE/Woche laufbandbasiertes Gangtraining über 6 Wochen absolviert wurden, verglichen zur Kontrollgruppe, die konventionelles Laufbandtraining gleicher Dosis durchführte in einer gemischten Kohorte, darunter ältere Menschen mit hohem Sturzrisiko, leichter kognitiver Beeinträchtigung und Parkinson (Mirelman et al., 2016). In der Interventionsgruppe navigierten die Teilnehmenden durch eine virtuelle, aber lebensechte Umgebung (u. a. Gehen auf Wegen, Übersteigen von Hindernissen) mit einer Echtzeit-Repräsentation der Füße. Ebenfalls nach drei 60-minütigen TE Gleichgewichtstraining mit der Wii Fit[27] über 6 Wochen mit gebrechlichen Menschen in Pflegeheimen, wurde eine relative Risikoreduktion um 65 % im Ver- gleich zum OEP demonstriert (Fu et al., 2015).

Andere Studien zeigen inkonsistente Ergebnisse bezüglich Sturzendpunkten, was zumindest teilweise einer fehlenden statistischen „Power" geschuldet ist, konnten aber relevante (Sturz-)Risikofaktoren zumindest grundsätzlich positiv beeinflussen (Duque et al., 2013; Eggenberger et al., 2015; Fu et al., 2015; Kwok & Pua, 2016; Lauze et al., 2017; Mirelman et al., 2016; Schoene et al., 2015). Auch eine große Studie konnte nach einem 12-wöchigen Training mit der Wii Fit bei selbstständig lebenden Senioren keine Unterschiede in der Anzahl der Stürze nach einem Jahr berichten (Montero-Alia et al., 2019). Aus- gerechnet diese Studie litt jedoch unter einem hohen Anteil von frühzeitig aus- scheidenden Teilnehmenden (>59 %), was die Diskussion anfacht, inwiefern derzeit kommerziell verfügbare Spiele für Zweck und Zielgruppe geeignet sind. Es wird spekuliert, ob es sich bei ICMT aufgrund der Kombination sensorischer, kognitiver und motorischer Komponenten nicht nur um eine andere Art der Durch- führung traditioneller Übungen handelt, sondern in der Tat um eine eigenständige Trainingsmodalität (Schoene & Sturnieks, 2021).

---

[27] Die Wii ist eine Heimvideospielkonsole von Nintendo, bei der Aufgaben, z. B. in Form von Fitnessübungen (Wii Fit) absolviert werden. Die Detektion der Bewegungen erfolgt durch Sensoren, welche der Spieler in der Hand hält (Wii Remote) oder welche in einem Balance Board integriert sind.

▶ **Wichtig**

Die derzeitige Evidenz zu ICMT lässt eine definitive Empfehlung für den Einsatz in der Sturzprophylaxe derzeit nicht zu. Weitere ausreichend große Studien mit aktuellen kommerziell erwerblichen und selbstentwickelten Systemen sind notwendig.

Für Teilnehmende, welche sich nicht für klassische Bewegungsangebote begeistern, bietet ICMT die Möglichkeit spaßorientiert relevante Risikofaktoren zu trainieren, ohne den Fokus auf diese zu lenken.

3.4.1.6 Wassergymnastik

Grundsätzlich ist Wassergymnastik als Vehikel und Trainingsmittel für verschiedene Trainingsinhalte wie Ausdauer, Kraft und koordinative Fähigkeiten zu sehen und weniger als Trainingsinhalt per se einzuordnen. Bedingt durch die physikalisch wirksamen Kräfte der meist in brusthohem warmem Wasser durchgeführten Trainingsprogramme, können vergleichbare Effekte der applizierten Trainingsinhalte wie bei landbasierten Trainingsprotokollen nicht zwingend erwartet werden. Allerdings werden Wassergymnastikprogramme sehr oft von wenig(er) belastbaren und/oder körperlich eingeschränkten Menschen mit z. T. ausgeprägtem Schmerzniveau als eine der wenigen Trainingsoptionen favorisiert (d. h. Trainingsziel „Sturzprävention", Tab. 3.2). Mit dem Rehabilitationssport und Funktionstraining (BAR 2022, SGB_IX 2019) besteht in Deutschland eine sehr flächendeckende Angebotsstruktur für Wassergymnastik (Beck & Sahar, 2020), was eine Einordnung der Evidenz der Effektivität dieser „Trainingsform" als wichtig und sozioökonomisch angebracht erscheinen lässt.

Leider liegen nur wenige Untersuchungen vor, welche den Effekt von Interventionsformen, die mit einer Wassergymnastik („aquatic exercise") vergleichbar sind, auf Stürze oder sturzbedingte Größen untersuchen. Lediglich Morreira et al. (2013) berichten für ihr Kollektiv gesunder postmenopausaler Frauen nach Multikomponententraining im Wasser (6 Monate, 3 × 60 min/Woche) signifikant positive Effekte auf Sturzrate und -risiko im Vergleich zu einer inaktiven Kontrollgruppe. Für die Einschätzung der Effektivität von Wassergymnastik auf Sturzrisikofaktoren liegen relativ neue Übersichtsarbeiten vor (Martinez-Carbonell Guillamon et al., 2019; Simas et al., 2017). Die Metaanalyse von Simas et al. (2017), die primär auf Knochenparameter fokussiert (Abschn. 3.3.1.5.3), konnte dabei[28] keine wesentliche Evidenz zur Effektivität von wasserbasierten Trainingsprotokollen zur Reduktion von Sturzrisikofaktoren erfassen. Im Gegensatz dazu berichten Martinez-Carbonell et al. (2019) von signifikant positiven Veränderungen von Gleichgewicht, Flexibilität, Kraftgrößen und Muskelhypertrophie beim Vergleich mit primär inaktiven Kontrollgruppen (Martinez-Carbonell Guillamon et al., 2019). Ein direkter Vergleich von wasser- versus landbasierten Trainingsprotokollen mit vergleichbaren Trainingsinhalten weist bei leichter Über-

---

[28] …allerdings bei einer sehr kleinen Anzahl von Einzelstudien und teilweisem Vergleich mit aktiven, „landbasierten" Kontrollgruppen.

legenheit landbasierter Protokolle keine signifikanten Zwischengruppenunterschiede für relevante Sturzrisikofaktoren aus.

▶   Menschen mit orthopädischen Limitationen, starker Sturz- oder Bewegungsangst, und/oder hohem Schmerzniveau kann eine Wassergymnastik (Abschn. 3.3.1.5.3) zur Initialisierung des Trainings mit dem Ziel „Sturzreduktion" empfohlen werden. Die Rahmenbedingungen und applizierten Trainingsinhalte des Interventionsprotokolls sollten der optimierten Ansteuerung dieses Trainingsziels Rechnung tragen.

3.4.1.7 Vibrationstraining

Ein Vibrationstraining (WBV) kann, wie in Abschn. 3.3.1.5.5 besprochen, signifikante Effekte auf die Knochenfestigkeit aufweisen; muskuläre und neuronale Wirkmechanismus der WBV-Applikation legen positive Effekte auf das Sturzereignis ebenfalls unmittelbar nahe. Tatsächlich zeigt die Metaanalyse von Jepsen et al. (2017) eine signifikante Reduktion der Sturzrate um 33 % (0,67; 0,50–0,89) nach WBV-Training[29] bei Menschen 60 Jahre und älter. Seitenalternierende WBV zeigt sich dabei einer vertikalen Applikation überlegen. Eine randomisierte kontrollierte Studie (Leung et al., 2014) bestätigt den grundsätzlich positiven Effekt einer WBV-Applikation auf die Sturzinzidenz in ihrer „Cluster"-randomisierten kontrollierten Studie mit über 700 älteren selbstständig lebenden, untrainierten Frauen besonders eindrucksvoll. Nach 18-monatiger WBV-Intervention (5 × 20 min/Woche, 35 Hz, 0,3 g, vertikal) berichten die Autoren eine signifikant niedrigere Sturzrate der WBV verglichen mit der inaktiven Kontrollgruppe (0,54; 0,37–0,78).

Eine Wirkung auf die zugrunde liegenden neuromuskulären Funktionsparameter wie Muskelkraft, Muskelleistung und Balance älterer Kollektive ist sowohl für das vertikale wie auch für das seitenalternierende supra-g-WBV von Untersuchungen hinreichend belegt u. a. (Leung et al., 2014; Verschueren et al., 2017; von Stengel et al., 2011). Die neuromuskuläre Wirkung von WBV kann primär über den Vibrationsreflex erklärt werden, der auf dem Muskeldehnungsreflex basiert und während WBV mittels Elektromyographie (EMG) messbar ist. Da die Höhe der durch WBV induzierten Muskelaktivierung positiv mit dem Kniebeugewinkel (bzw. der muskulären Vorspannung) korreliert (Al Masud et al., 2022), sind zur neuromuskulären Aktivierung Übungen in der „Squat-Position" empfehlenswert. Die muskuläre Aktivierung ist auf seitenalternierenden Plattformen ausgeprägter als bei vertikal vibrierenden Geräten (Ritzmann et al., 2013). Generell ist ein positiver Zusammenhang der Muskelaktivität sowohl mit der Frequenz als auch mit der Amplitude festzustellen, wobei bzgl. der Frequenz bei 30 Hz das Maximum erreicht wird (Al Masud et al., 2022). Die Reizsetzung ist mit Blick auf

---

[29] 6 Wochen bis 24 Monaten, 1- bis 7-mal pro Woche, 15 s – 20 min/TE, 12,–540 Hz, 0,3–8 g.

die individuelle Belastbarkeit der Trainierenden im Zweifelsfall lediglich moderat zu gestalten. Die Wahl der Vibrationsgrößen besitzt auch vor dem Hintergrund der Therapietreue einen hohen Stellenwert. Während bei einem Kollektiv leistungsschwacher Senioren bei seitenalternierendem WBV-Training eine Frequenz von 12 Hz von 95 % der Teilnehmer sehr gut toleriert wurde, lag dieser Anteil bei einer Vibrationsfrequenz von 26 Hz unter 30 % (Sievanen et al., 2014). Dass niedrigfrequentes WBV maßgeblichen Einfluss auf neuromuskuläre Kenngrößen hat, zeigen u. a. Studienergebnisse, in denen ein seitenalternierendes Vibrationstraining mit 12,5 Hz bei postmenopausalen Frauen eine signifikante Steigerung der Maximalkraft von 25 % bewirkte (von Stengel et al., 2011).

▶ Die Evidenz für positive Effekte isolierten Ganzkörper-Vibrationstrainings (WBV) auf die Sturzhäufigkeit ist hoch. Seitenalternierende WBV ist im Rahmen der Sturzprophylaxe etwas günstiger als höhenalternierende WBV einzuschätzen. Durch die relativ hohe Verfügbarkeit von Vibrationsplattformen würde sich dieser Trainingsinhalt auch als nicht supervidiertes, videoanimiertes Individualtraining u. a. an gut zugänglichen aber geschützten Bereichen im öffentlichen Raum anbieten.

3.4.1.7.1 Effekte multimodaler Trainingsprotokolle

Mehrere systematische Übersichtsarbeiten und Metaanalysen (u. a. Caristia et al., 2021; Hamed et al., 2018; Sherrington et al., 2019; Sibley et al. 2021; Sun et al., 2021) weisen in einem Trainingsprotokoll, das mehrere der oben aufgeführten Trainingsinhalte bzw. Kategorien beinhaltet, die höchste Evidenz für positive Effekte auf die Sturzhäufigkeit zu. Dies steht in Einklang mit dem meist multifaktoriellen Risikofaktorenprofil der älteren Teilnehmenden. Die Mehrzahl der übergreifenden Trainingsprotokolle beinhaltet Trainingsformen wie Gleichgewichtstraining, funktionelles Training und Krafttraining. In ihrer Netzwerk-Metaanalyse von Interventionsstudien (n=169) nennen Sibley et al. (2021) Trainingsinhalte mit Anforderungen an antizipatorische Reaktion/reaktive Gleichgewichtsfähigkeit, dynamische Stabilität, Gleichgewichtskontrolle nahe der Stabilitätsgrenze und Flexibilität als günstigstes Konglomerat zur Sturzreduktion.

Ein multimodales (Sturz-)Trainingsprogramm für zu Hause ist das Otago-Exercise-Programm (OEP) (Campbell et al., 1999; Gardner et al., 2001). Grundbestandteile von OEP sind ein Krafttraining mit 5 funktionell orientierten Körperübungen für die unteren Extremitäten und ein Gleichgewichtstraining, das 12 Übungen beinhaltet, die mit einem Trainingsumfang von 3 × 30 min/Woche durchgeführt werden sollen. Zusätzlich sollte im habituellen Gehtempo 2 × 30 min/Woche spazieren gegangen werden. OEP zeichnet sich durch geringen Raum- und Materialbedarf aus. Die Implementation von OEP inklusive Vorgaben zur Belastungsprogression erfolgt durch Fachkräfte aus medizinischen Berufen während 4 bis 5 Heimbesuchen im Laufe der ersten 2 Monate sowie einer „Booster-Sitzung" nach 6 Monaten und telefonischen Kontakten. Die Effektivität von OEP auf Sturzgrößen wird u. a. durch eine Metaanalyse (Thomas et al.,

2010) bestätigt, die eine Reduktion der Sturzrate im Folgejahr um knapp ein Drittel (0,68; 0,56–0,79) im Vergleich zu den überwiegend inaktiven Kontrollgruppen berichtet. Weitere positive Effekte von OEP sind eine reduzierte Mortalität im Folgejahr (RR: 0,45; 0,25–0,80; (Thomas et al., 2010)) sowie Verbesserungen der Kraft der unteren Extremitäten, der dynamischen und statischen Gleichgewichtsfähigkeit, der Gangstabilität, der Fähigkeit zur Haltungskontrolle und kognitiver Funktionen (Yang et al., 2022). Vereinzelt wird OEP als supervidiertes Gruppentraining bei älteren Menschen mit hohem Sturzrisiko eingesetzt, ein Setting, das gemäß Kyrdalen et al. (2014) effektiver auf die Gleichgewichtsfähigkeit(en)[30] und Kraft der unteren Extremitäten einwirkt als OEP-Training allein zu Hause. Trotzdem kann OEP bei geeigneten Monitoringmaßnahmen zur Sicherstellung nachhaltiger Effekte durch die Progression angemessener Reizhöhe als Methode der Wahl für ein Heimtraining gelten. Inwieweit Online- oder Remote-Formate künftig ein Heimtraining zur Sturzprophylaxe mit hohem Anleitungs- und Supervisionsgrad erlauben, müssen weitere Untersuchungen zeigen. An der Medienkompetenz scheitern diese Formate durch den „Lockdown-induzierten" erzwungenen Kompetenzgewinn inzwischen nicht mehr zwingend.

▶ **Wichtig**
Multimodale Trainingsprogramme sind wohl am besten geeignet, das meist multifaktorielle Sturzrisikoprofil von Menschen mit erhöhtem/hohem Sturzrisiko zu beeinflussen. Die Zusammensetzung der Trainingsprotokolle (d. h. der Mix der oben aufgeführten Trainingsinhalte) und die Priorisierung innerhalb der Trainingskomponenten sollte sich primär am individuellen Risikofaktorenprofil orientieren.

OEP kann als multimodales Heimtraining insbesondere für weniger leistungsfähige Menschen empfohlen werden. Eine intensivere Supervision, langfristiges Monitoring und individuelle Belastungsprogression sollten zur nachhaltigen Effektivität Anwendung finden.

3.4.1.7.2 Alltagsübungen
Durch die Einbeziehung funktioneller Übungen in den Alltag kann ebenfalls eine niederschwellige, individualisierte Sturzprävention in Eigenregie betrieben werden. Beim wohl bekanntesten Programm, dem „Lifestyle-integrated Functional Exercise (LiFE) Konzept" sollen durch Modifikationen des Lebensstils insbesondere Kraft und Gleichgewicht, aber auch Umfang und Qualität der körperlichen Aktivität während wiederkehrender, alltäglicher Routinen möglichst effektiv adressiert werden. So kann bspw. Treppensteigen als Vehikel für ein Krafttraining der unteren Extremitäten dienen und Küchenarbeit oder Zähneputzen zur Durchführung herausfordernder Gleichgewichtsübungen genutzt

---

[30]Via Berg Balance Scale, bei der 14 Tests in sitzender und stehender Position durchgeführt werden.

werden. Implementiert wird das LiFE-Konzept während 5 Hausbesuchen durch eine Fachkraft. Zwei „Booster-Sitzungen" innerhalb von 3 Monaten sowie zwei weitere telefonische Kontakte durch geschultes Personal sollen LiFE verfestigen. Alternativ hat sich in einem Kollektiv älterer Personen mit hohem Sturzrisiko der Ansatz einer Einführung von LiFE in einem gemeinsamen Gruppenrahmen (gLiFE) zur Schonung personeller und finanzieller Ressourcen bewährt. Beide Konzepte zeigen, was Sturz- und funktionelle Größen betrifft, vergleichbar günstige Veränderungen; für das Ziel der Erhöhung der körperlichen Aktivität zeigt sich gLiFE sogar als signifikant überlegen.

Zu LiFE und vergleichbaren Konzepten liegen mehrere Studien mit unterschiedlichen Kollektiven vor, die seine Wirksamkeit zur Vorbeugung von Stürzen und Verbesserung sturzrelevanter Größen grundsätzlich bestätigen (Übersicht in Weber et al., 2018). Für selbstständig lebende ältere Menschen fassen Weber et al. (2018) in ihrem systematischen Review signifikante Effekte auf Sturzrate, Gleichgewichtfähigkeit, Kraft und funktionelle Leistungsfähigkeit im Vergleich zu inaktiven Personen oder Kontrollgruppen mit niedrig-intensiven Trainingsprotokollen zusammen. Naturgemäß etwas weniger günstig und inkonsistent sind die Effekte auf Sturzrate, Gleichgewichtsfähigkeit, Kraft und funktionelle Leistungsfähigkeit bei institutionalisierten Menschen im Vergleich zu einem „Usual-care-Ansatz", also einer Kontrollgruppe, die letztlich eine bewährte Intervention erhält. Insgesamt wird der LiFE-Ansatz bei ausbleibenden unerwünschten Effekten aber als sicher charakterisiert (Weber et al., 2018).

▶   Alltagsbezogene Trainingsprotokolle wie das Lifestyle-integrated-Functional-Exercise(LiFE)-Konzept zeichnen sich durch niederschwellige Durchführbarkeit im Rahmen überwiegend nicht supervidierter, kostengünstiger Heimtrainingsprogramme aus. Die Konzepte bieten sich somit insbesondere für Personen an, die an aushäusigen und/oder gruppenbasierten Trainingsprogrammen nicht teilnehmen können oder möchten. Für diese Menschen empfehlen wir die zusätzliche Durchführung des OEP. Durch Individualisierung des Schwierigkeitsgrads kann LiFE auch von leistungsfähigeren Sturzrisikogruppen ergänzend zu konsistent supervidierten Trainingsinhalten mit höherer Reizintensität (z. B. PBT) im ambulanten Setting sinnvoll angewandt werden.

3.4.2   Belastungsdosierung

Aufgrund der unter Abschn. 3.4.1.3 beschriebenen Problematik sehr hoher Fallzahlen ist die evidenzbasierte Empfehlung der Belastungskomposition für das Spannungsfeld Sturz und deren konsequente Durchdeklinierung für alle relevanten Belastungskomponenten nur sehr eingeschränkt möglich. Ein zusätzliches Problem birgt der Gesichtspunkt, dass zur Generierung optimierter Belastungsprotokolle weitere Aspekte berücksichtigt werden müssen. Besonders relevant sind dabei:

a) die jeweiligen Trainingsziele, die unterschiedlich sensibel auf die jeweilige Belastungskomponenten reagieren können,
b) der individuelle Leistungsstatus vor der Trainingsmaßnahme,
c) die komplexe Interaktion von Belastungskomponenten zur Realisierung eines effektiven Trainigs,[31]
d) individuelle Neigungen, Präferenzen und Limitationen, die bspw. sehr häufig mit hoher Reizhöhe und insbesondere hoher Trainingshäufigkeit kollidieren.

Beginnt man mit dem unproblematischen Aspekt der Interventionsdauer, so sind trotz (zeitlich befristeter) nachwirkender Effekte auf die Sturzrate bspw. nach PBT (Abschn. 3.4.1.3.4) eine überdauernde, lebenslange Partizipation an Trainings-programmen mit variierender Priorisierung sich ändernder Sturzrisikofaktoren nötig. Längere Trainingspausen sind auch bei Aufrechterhaltung oder Erhöhung der habituellen Aktivität zu vermeiden (Abschn. 3.5.2.1).

Auch die Empfehlung zur Optimierung von Trainingshäufigkeit bzw. Trainingsvolumen[32] ist anhand der vorliegenden Literatur recht konsistent mög-lich. Wie für die Knochenfestigkeit erfasst, zeigt sich bezogen auf die Sturzrate ein Trend (p=0,07) zu höheren Effekten bei höherem Trainingsvolumen. Die Durchführung der Trainingsinhalte „Gleichgewichts- und Funktionstraining" mit einem Trainingsvolumen von „3 h oder mehr Training je Woche" reduzierte die Sturzhäufigkeit relativ zur Kontrollgruppe mit der vergleichsweise höchsten Effektgröße (RaR 0,58; 0,45–0,76) (Sherrington et al., 2020). Faktisch entspricht das in die Analyse eingestellte Trainingsvolumen einer Trainingshäufigkeit von 3 TE/Woche von 60 min Dauer (Sherrington et al., 2020). Lesinski et al. (2015), die eine Metaanalyse zur Dosis-Wirkungs-Beziehung von Gleichgewichts-training vorlegen, berichten die günstigsten Ergebnisse für ein Trainingsvolumen von 91–120 min/Woche (mittlere SMD = 1,93[33]), eine Häufigkeit von 3 TE/ Woche (mittlere SMD = 1,20) und eine Dauer der TE von 31–45 min (mittlere SMD = 1,19) (Lesinski et al., 2015).

Diese Volumina sind durch supervidierte Angebote in der Breite nur sehr schwer und sicher nicht in jeder Region leistbar. Eine Kombination von super-vidierten Gruppenangeboten und individuell durchgeführtem Heimtraining erscheint daher als sinnvolle Option. Wichtig ist dabei, die Teilnehmenden aus-reichend gut zu befähigen, ein sicheres und effektives Heimtraining durchzu-führen.

---

[31] Dies betrifft in besonderem Maße die Interaktion zwischen Trainingshäufigkeit und Reizhöhe.

[32] Also Dauer der Trainingseinheit × Anzahl der Trainingseinheiten (Einheit: min/Woche).

[33] Zur Erinnerung: SMD-Werte ab 0,8 gelten als hohe Effektstärke.

Granacher et al. (2014) weisen ebenfalls darauf hin, dass ein Trainingsvolumen von 90–180 min/Woche verteilt auf 3 TE (zwei supervidierte TE, eine
Heim-TE) geeignet ist, die Gleichgewichtsfähigkeit älterer Menschen weitgehend optimal zu verbessern. Daten für Tai-Chi bestätigen die Tendenz größerer
Wirksamkeit auf die Sturzrate bei höherer Trainingsfrequenz[34] (Huang et al.,
2017). Für die Muskelkraft älterer Menschen zeigt die metaanalytische Auswertung von Borde et al. (2015), dass über eine Trainingshäufigkeit von 2 TE/
Woche hinaus keine höheren Effekte zu erwarten sind. Die Autoren empfehlen,
zur optimierten Verbesserung von Kraftparametern ein Mehrsatztraining (vgl.
Abschn. 3.4.1.3.3) durchzuführen. Die Evidenz der vergleichsweise einheitlichen Daten für die Effektivität von umfangsorientierten Größen (also Trainingsumfang, Trainingshäufigkeit, Dauer der TE) wird durch methodische Limitation
der oben vorgestellten Studien etwas eingeschränkt. So gibt es zum einen keine
anwesenheitsbereinigte Analyse der Daten, zum anderen ist die Varianz der eingeschlossenen Studien insbesondere für die Trainingshäufigkeit bei einem Schwerpunkt bei 2–3 TE/Woche sehr gering.

Die zweite kritische Komponente eines körperlichen Trainings beim älteren
Menschen ist die Reizhöhe. Im Bereich der Sturzprophylaxe ist die Ableitung ein-
heitlicher und strukturierter Intensitätsvorgaben für sturzrelevante Trainingsgrößen
aufgrund der unterschiedlichen Zielgrößen schwierig. In Bezug auf die Gleichgewichtsfähigkeiten wird ein „anspruchsvolles" und individuell überschwelliges
Training gefordert (Kriterien s. oben) (Granacher et al., 2013; Sherrington et al.,
2008). Die Reizhöhe, oder möglicherweise zutreffender, der Schwierigkeitsgrad
des Trainingsinhalts oder der Körperübung hat sich dabei an der individuellen
Überschwelligkeit der Belastung, aber auch an Sicherheitsaspekten der Trainingsform zu orientieren. Ein effektives Gleichgewichtstraining wie das PBT oder
andere Trainingsformen, die sich relativ nahe am tatsächlichen Sturzvorgang
orientieren, sollten hohe Sicherheitsstandards aufweisen. Ein apparatives PBT
kann in diesem Zusammenhang über entsprechende Sicherungen sehr viel
intensiver durchgeführt werden als ein PBT im wesentlich verletzungsträchtigen
Gruppen- oder Partnerrahmen. Bedeutend einfacher als für koordinative Fähigkeiten ist die Belastungsvorgabe im Muskeltrainings. Im Bereich der Steigerung
der Muskelkraft des älteren Menschen schlagen Borde et al. (2015) eine Reizhöhe von 70–79 % des 1RM vor. Ist das 1RM nicht bekannt oder werden Übungsformen ohne Skalierung verwendet, würde dies ungefähr einer Wiederholungszahl
von 8–12 Wiederholungen unter Ausbelastung entsprechen. Eine ausbelastete
Wiederholungsleistung (Steele et al., 2017) empfehlen wir für ältere Kollektive
indes nicht. Aufgrund der Relevanz eines mit hoher Bewegungsgeschwindigkeit ausgeführten Krafttrainings gegen hohe Widerstände sollten Trainingsphasen schneller (konzentrischer) Bewegungsgeschwindigkeit und einer Reizhöhe

---

[34] 1 TE/Woche: RaR 0,84; 0,63–1,13 vs. 2TE/Woche: 0,73; 0,57–0,95 vs. 3TE/Woche: 0,48;
0,36–0,64 vs. >3TE/Woche: 0,38; 0,18–0,65.

von $\geq 70\,\%$ 1RM (Weineck, 2019) ohne muskuläre Ausbelastung[35] (Steele et al., 2017) durchgeführt werden. Wie im Weiteren besprochen (Abschn. 3.5.2.2), sollten Phasen mit hoher Reizhöhe und Bewegungsgeschwindigkeit, also intensiver mechanischer Belastung nicht durchgehend, sondern mit intermittierenden Entlastungsphasen im Rahmen eines überwiegend funktionell orientierten, linear periodisierten Krafttrainings in unterschiedlichen Intensitätsbereichen (50–85 % 1RM) durchgeführt werden (Kemmler et al., 2015a). Dies betrifft sowohl den Sturz- wie auch den ossären Aspekt eines Trainings zur Frakturprophylaxe.

▶ **Wichtig**
Die vorliegende Literatur schlägt konsistent eine Trainingsfrequenz von ca. 3 TE/Woche zur Reduktion von Sturzereignissen respektive deren relevanten Risikofaktoren vor. Da diese Vorgabe nicht für Fehlzeiten adjustiert ist[36], liegt die effektive Dosis der Trainingsfrequenz voraussichtlich etwas niedriger. Trotzdem empfehlen wir, zur optimierten Ansteuerung des Trainingsziels „Reduktion der Sturzhäufigkeit" eine Mindesttrainingsfrequenz von ≥ 2 TE/Woche/Jahr zu realisieren.

Zur Verbesserung der Muskelkraft werden Trainingsphasen mit einer Reizhöhe im Bereich von 70–80 % 1RM empfohlen. An einer ähnlichen Reizhöhe sollte sich ein Schnellkrafttraining orientieren. Eine komplette Ausbelastung bis zur maximalen Muskelerschöpfung soll nicht durchgeführt werden. Bei beiden Methodenvarianten sollen nicht dauerhaft mit hoher Reizintensität gearbeitet werden, sondern im Rahmen einer Trainingsperiodisierung mit regelmäßigen Entlastungsphasen eine Priorisierung anderer relevanter Trainingsziele realisiert werden.

Auch bei einem Training der Gleichgewichtsfähigkeit müssen effektive Trainingsreize die höchste habituelle Beanspruchung stets überschreiten. Die Überschwelligkeit und Progression von Reizhöhe und Schwierigkeitsgrad kann u. a. über eine sukzessive Verringerung der Unterstützungsfläche, eine Verlagerung des Körperschwerpunkts, einen zunehmend labileren Untergrund, das Ausschalten von Analysatoren/Reduktion des sensorischen Inputs (visuell, taktil), Perturbation und kognitive (aufmerksamkeitsfordernde) Zusatzreize realisiert werden.

Längere Trainingspausen sind auch bei Aufrechterhaltung oder Erweiterung der habituellen körperlichen Aktivität zu vermeiden; es gilt, ein überdauerndes Bewegungsangebot langfristig zu etablieren und aufrechtzuerhalten.

---

[35] Im Gegenteil sollte der Satz beendet werden, wenn die Bewegungsgeschwindigkeit relevant abnimmt.

[36] …also nicht die tatsächlich realisierte Trainingshäufigkeit darstellt.

3.4.3   Empfehlungen zur Reduktion des Sturzimpact

Wie bereits im einführenden Teil des Kapitels angemerkt (Abschn. 3.4), erfolgt bei älteren Menschen mit zunehmendem Lebensalter eine überproportionale Zunahme der Inzidenz von Schenkelhalsfrakturen (Evans, 1992).[37] Neben der Reduktion der Knochenfestigkeit wird ein erheblicher Teil dieser negativen Veränderungen (biomechanisch) ungünstig verlaufender Stürze (Komisar & Robinovitch, 2021; Sturnieks, 2021) durch altersinduzierte Verschlechterung protektiver Mechanismen beim Sturz zugeschrieben. In Abhängigkeit von den Trainingsinhalten haben Trainingsprotokolle, die Stürze bei älteren Menschen reduzieren, meist ebenfalls positive Effekte auf sturzbedingte Verletzungen und Frakturen (Dautzenberg et al., 2020, 2021; Zhao et al., 2019), insbesondere der hochrelevanten Hüftregion. Dies erklärt sich maßgeblich über die Sturzrichtung, der bei Hüftfrakturen eine große Bedeutung zukommt. So ist ein Sturz nach hinten bzw. zur Seite verglichen mit einem Sturz nach vorne mit einem 11- bzw. 15-fach höheren Risiko für Schenkelhalsfrakturen verbunden (Hwang et al., 2011). Ein Grund für die Sturzrichtung zur Seite ist der Aspekt, dass ältere Menschen zum Schutz vor Kopfverletzungen bei Stürzen seitlich nach vorn rotieren, sodass das Risiko von Hüftfrakturen zunimmt (Komisar & Robinovitch, 2021; Robinovitch et al., 2022). Langsame Ganggeschwindigkeit ist ebenfalls ein relevanter Risikofaktor für Stürze zur Seite oder nach hinten. Im Umkehrschluss ist langsame (habituelle) Ganggeschwindigkeit somit ein signifikanter Prädiktor für Hüftfrakturen (Dargent-Molina et al., 1996). Ein Gangtraining und eine Erhöhung der habituellen Gehgeschwindigkeit können diesem Risikofaktor entgegenwirken. Daneben können Faktoren wie schnelle Reaktionen, einschließlich schneller kognitiver Informationsverarbeitung und schnellkräftige Bewegungsausführung insbesondere von Schritt- oder Greifstrategie, die im Sturzreduktionstraining adressiert werden sollten, ebenfalls positiven Einfluss auf Sturzimpact bzw. Sturzergebnis nehmen.

Neben den oben genannten Strategien, die primär auf die Reduktion der Sturzhäufigkeit ausgerichtet sind, liegen (leider nicht in demselben Maße) ebenso Studienergebnisse zur Reduktion der sturzinduzierten Aufprallkräfte vor. Daten aus biomechanischen Untersuchungen zeigen, dass die bei einem seitlichen Sturz aus dem Stand auftretenden Aufprallkräfte über der mittleren Toleranz- bzw. Frakturschwelle des proximalen Femurknochens zumindest älterer Menschen liegen (Kiel, 1994). Eine vielversprechende Trainingsoption zur Vermeidung von hüftnahen Frakturen ist somit die Reduktion der beim Sturz auftretenden Kräfte auf den Knochen (Komisar & Robinovitch, 2021). Ziel ist es somit, geeignete Mechanismen zu implementieren, die die Stoßwirkung des Sturzes unter die Frakturschwelle des Knochens reduzieren.

Schnelles Vorbringen der Arme und sukzessives Abbremsen der Sturzgeschwindigkeit über die oberen Extremitäten ist eine einfache und effektive

---

[37] Ratenverhältnis 65-Jährige: 200 (Stürze): 1 (Schenkelhalsfraktur) vs. Ratenverhältnis 80 Jahre Lebensalter 10:1 (Evans, 1992).

Möglichkeit, die Sturzenergie bzw. Aufprallenergie auf Unterarm/Handgelenk sowie Hüfte zu reduzieren (DeGoede et al., 2002; Sabick et al., 1999). Untersuchungen mit jungen Menschen zeigen, dass über diese Sturzmechanismen eine Reduktion der Sturzenergie um ca. 40 % verglichen mit einer „Landung" mit (durch)gestreckten Armen (DeGoede & Ashton-Miller, 2002) möglich ist. Eine ähnliche Strategie zum Abbremsen des Sturzes senkt die Spitzenaufprallkräfte um 12 % an der Hüfte und 16 % an der Schulter (Sabick et al., 1999). Die Relevanz eines mit hoher Geschwindigkeit (zum schnellen Vorbringen der Arme) sowie hohen Widerständen (zum sukzessiven Abbremsen der Sturzgeschwindigkeit) durchgeführten Krafttrainings für die entsprechenden Muskelgruppen von Rumpf und oberen Extremitäten erschließt sich dabei unmittelbar. Eine Limitation dieser „Armblockstrategien" ist das erhöhte Risiko für Handgelenk- oder Unterarmfrakturen, die allerdings verglichen mit einer proximalen Femurfraktur mit signifikant geringeren Beschwerden, Morbidität und Mortalität vergesellschaftet sind und somit das deutlich geringere „Übel" darstellen.

Moon et al. (2017), die mittels systematischem Review (13 Untersuchungen) und Metaanalyse mit überwiegend jüngeren Teilnehmerkollektiven die Effekte unterschiedlicher Landestrategien[38] bezüglich deren Impactreduktion auf verschiedene Körperregionen (Hüfte, Ellbogen, Schulter, Handgelenk, Nacken) untersucht, zeigten (lediglich) für die Strategie „Rollen" (Beugen des Knies während des Sturzvorgangs, seitliche Rumpfbeuge und Drehung nach hinten) einen signifikanten Effekt auf die Impactreduktion an der einschlägig hochrelevanten Hüftregion (Moon & Sosnoff, 2017). Im Detail weisen die entsprechenden 4 Untersuchungen (Groen et al., 2010; Groen et al., 2007, 2008; van der Zijden et al., 2012) eine sehr hohe Effektstärke (SMD: 2,70; 95 % KI 1,09–4,31) für die Reduktion der Aufprallkräfte („hip impact force") an der Hüfte verglichen mit der Armblock-Strategie auf. Trotzdem eine der Untersuchungen (Groen et al., 2010) auf (gesunde) ältere Menschen (60–81 Jahre) fokussiert, ist die Übertragbarkeit dieser positiven Ergebnisse auf Menschen mit erhöhtem Sturzrisiko und/oder bestehenden funktionellen Einschränkungen nicht zwingend möglich. Bei gebrechlichen Menschen ist der natürliche Mechanismus des Abfangens von Stürzen mit den oberen Gliedmaßen sehr stark eingeschränkt – oft resultiert ein Sturz nach vorne in Schädelverletzungen. Zusätzlich kommt es zu altersbedingten Abnahmen der Rigidität und Energieaufnahmekapazität des trochantären Weichgewebes und zu Veränderungen der Muskelaktivierung beim Aufprall (Komisar et al., 2021; Robinovitch et al., 2022), ebenfalls Faktoren, die eine Hüftfraktur begünstigen können.

---

[38] „Squatting" (Beugen von Knie und Hüfte unter Muskelspannung), Ellbogenflexion (ausgestreckte Arme, Landung mit gebeugten Ellbogen), Vorwärtsrotation (Drehung des Körpers während Sturz, Landung auf Händen mit gebeugten Ellbogen), Rollen (Beugen des Knies während des Sturzvorgangs, seitliche Rumpfbeuge und Drehung nach hinten), Aufschlagen des Arms auf der fallenden Seite beim Aufprall auf den Boden, Entspannung der Muskulatur während des Sturzes, Schrittstrategie (siehe oben) in verschiedenen Sturzrichtungen (vorwärts, seitwärts, rückwärts).

Im Sinne der Aufgabenspezifik erscheint ein Übungsprogramm, welches sich möglichst nahe am Sturz orientiert oder das Stürzen an sich trainiert, besonders erfolgversprechend. Entsprechende Programme bergen allerdings auch bei erleichterter Ausführung (bspw. Stürze aus kniender Position) insbesondere für funktionell limitierte Menschen/Personen mit Osteoporose oder bereits vorliegenden Frakturen ein erhöhtes Risiko für Verletzungen (Moon & Sosnoff, 2017), sodass im Vorfeld eine Abwägung des Nutzen-Risiko-Potenzials der Intervention zwingend erfolgen sollte. Auch nach Freigabe ist eine enge Supervision durch Personen mit einschlägiger Schulungskompetenz absolut obligatorisch. Nicht zuletzt aus diesem Grund adressieren die wenigen Studien, die spezifische Sturztechniken einüben, gesunde und relativ leistungsfähige ältere Menschen, nicht jedoch geriatrische Kollektive mit funktionellen Einschränkungen oder deutlich erhöhtem Frakturrisiko (Arkkukangas et al., 2022; Ciaccioni et al., 2021; Groen et al., 2010; Moon & Sosnoff, 2017; Weerdesteyn et al., 2008). Ciacconi et al. (2021) berichten nach einem 4-monatigem Training (2 × 60 min/Woche) mit 16 älteren Judo-Anfängern eine signifikante Verbesserung von Sturztechniken. Groen et al. (2010) zeigen nach lediglich 5-maligem Sturztraining aus kniender Position mit Fallübungen aus asiatischen Kampfsportarten eine Reduktion der biomechanischen Aufprallenergie an der Hüfte von 8 %[39] im Vergleich zur ebenfalls effektiven Armblock-Strategie. Ein willkommener Nebeneffekt dieser spezifischen Trainingsform war die signifikante Reduktion der Angst vor weiteren Stürzen. Weerdesteyn et al. (2008) belegen in einer Untersuchung mit ungeübten jungen Erwachsenen die leichte Erlernbarkeit und Relevanz dieser Sturztechniken, indem sie nach nur 30-minütiger Schulung dieser Techniken eine 17 % ige Reduktion der „hip impact force" – wiederum verglichen mit der „natural fall strategy"– belegen.

Andere supervidierte, gruppenbasierte Mehrkomponenten-Übungsprogramme, bei denen „Sturztechniken" als Trainingskomponente inkludiert waren, zeigen die Durchführbarkeit von Sturztechniken in klassischen Trainingssettings sowie deren anhaltenden Effekt (Arkkukangas et al., 2022; Weerdesteyn et al., 2008). Limitiert werden die oben genannten positiven Ergebnisse durch den Aspekt, dass bei einem unerwarteten, tatsächlichen Sturz die Aufprallkräfte wesentlich höher liegen als bei einem selbstinitiierten „Sturz" (Robinovitch et al., 2004). Grundsätzlich können Techniken zur Verringerung der Aufprallkräfte bei Stürzen unter der Prämisse eines hohen Supervisionsgrads durch einschlägig kompetente Fachkräfte als Bestandteil eines Frakturpräventionstrainings bei funktionell nicht eingeschränkten Menschen erwogen werden. Trainingsmethodisch halten wir die fokussierte, intermittierende, aber regelmäßige Applikation von Sturztechniken in ausgewählten Trainingsphasen (Abschn. 3.5.2.2) für zweckmäßig und applikabel. Insgesamt sind aber mehr einschlägige Untersuchungen notwendig, um nicht nur Sicherheit und Effektivität dieses Trainingsinhalts zu belegen, sondern ebenfalls dedizierte Durchführungsempfehlungen aussprechen zu können.

---

[39] Nicht ganz nachvollziehbar setzten die Autoren diesen Effekt mit einer 4 % igen Erhöhung (bspw. nach Bisphosphonat-Therapie) der Knochendichte an der Hüfte gleich.

▶ **Wichtig**

Sturz-, Abfang- und Abrolltechniken sowie „Stepping" können grundsätzlich als hocheffektive, schnell erlernbare und relativ sicher applizierbare Maßnahmen zur Reduktion von Spitzenaufprallkräften eines Sturzes
u. a. zur Seite angesehen werden, der mit einem hohen Risiko für Hüftfrakturen assoziiert ist.

Für funktionell stark limitierte Personen oder Personen mit deutlich
reduzierter Knochenfestigkeit ist ein Training spezifischer Sturztechniken
mit sehr enger Anlehnung am Sturzvorgang kontraindiziert.

Eine konsistente und enge Supervision durch einschlägiges
kompetentes Fachpersonal, geeignete Materialausstattung und eine behutsame Heranführung an die Zielübung sind obligatorische Voraussetzungen
für die Applikation fortgeschrittener Abfang- und Abrolltechniken.

Wir empfehlen eine Schulung von Sturztechniken in ausgewählten
Trainingsphasen „en bloc" mit regelmäßig stattfindenden Refresher-
Trainingsblöcken.

3.4.4 Sturzangst

Die Angst zu stürzen führt zu eingeschränktem Vertrauen in die eigenen Fähigkeiten, reduzierter Teilhabe und weiterer Dekonditionierung. Sie ist ein Risikofaktor für Stürze und den Abbau körperlicher und kognitiver Leistungsfähigkeit
(Payette et al., 2016). Außerdem ist sie mit einer reduzierten Lebensqualität verbunden (Schoene et al., 2019). Wahrnehmungsorientiertes Ganzkörpertraining,
z. B. Tai-Chi, Yoga und Pilates sowie Gleichgewichtsprogramme sind effektiv, um
Sturzangst zu reduzieren (Feng et al., 2022). Hierdurch sind kleine bis moderate
Effekte zu erzielen, die allerdings ausgeprägter als bei kognitiv-behavioralen oder
edukativen Programme sind (Kruisbrink et al., 2021). Darüber hinaus erscheint
das Training in der Gruppe zur Reduktion der Sturzangst geeigneter, was die
Bedeutung von psychosozialen Aspekten von Bewegungsinterventionen betont.

3.5 Trainingsprinzipien

Da sich Trainingsprinzipien definitionsgemäß auf übergeordnete Aspekte des
Trainings, weitgehend unabhängig von Zielgröße und Anwendungsfelds, beziehen,
betrifft das vorliegende Kapitel wieder übergreifend sämtliche Trainingsziele und
Aspekte eines „körperlichen Trainings zur Frakturprophylaxe". Im Bereich der
Trainingsprinzipien herrscht, je nach Autor, eine unterschiedliche Kategorisierung
und Anzahl von Belastungsprinzipien. Der Stellenwert dieser Trainingsprinzipien
für den vorliegenden Bereich der Frakturprophylaxe variiert ebenfalls erheblich,
sodass wir an dieser Stelle lediglich die aus unserer Sicht unmittelbar relevanten
und vergleichsweise einfach umzusetzenden Trainingsprinzipien berücksichtigen
möchten. Wir beziehen uns dabei ausschließlich auf die Hauptkategorien (a)

Prinzipien der Belastung (Auslösung von Anpassungseffekten) und (b) Prinzipien der Zyklisierung (Sicherung der Anpassung).

3.5.1 Prinzipien der Belastung

3.5.1.1 Prinzip des trainingswirksamen Reizes („overload principle")

Der applizierte Reizsollte idealerweise deutlich über der individuellen Reizschwelle des adressierten Systems (bspw. Muskel, Knochen, HK-System, Gleichgewicht) liegen, um Anpassungserscheinungen auszulösen („überschwelliger Reiz"). Habituelle Reize, die alltäglich in großer Häufigkeit vorkommen, lösen als „unterschwellige Reize" keine relevanten weiteren Anpassungen aus, da das adressierte System die entsprechenden Reize schon verarbeitet hat. Vice versa gelten exzessiv hohe Reize als funktionsschädigend (Weineck, 2019). Ein trainingswirksamer Reiz ist also so zu wählen, dass er vom Organismus als neu, ungewöhnlich und/oder intensiv erlebt wird, ohne durch extreme Überschwelligkeit das System zu überfordern.[40] Faktisch muss eine physiologische Notwendigkeit bestehen, über spezifische Anpassungserscheinungen Reize gleicher oder ähnlicher Art ökonomischer zu verarbeiten und/oder Funktionsschädigungen zu vermeiden. Das Wissen um die individuelle Reizschwelle und die diese Schwelle gerade noch überschreitende Belastungskomposition („minimum effective strain", MES) ist absolut essenziell zur Gestaltung erfolgversprechender Trainingsprotokolle (Weineck, 2019). Während die Reizschwelle unterschiedlich relevanter Komponenten im Spannungsfeld der Sturzprophylaxe mit Inhalten wie Gleichgewichtsfähigkeit, Kraft-/Schnellkraft oder (ggf.) Ausdauer recht unproblematisch eingeschätzt werden kann, ist die individuelle mechanische Reizschwelle unterschiedlicher Knochenkompartimente oft völlig unklar und auch nach Knochendichtemessung nicht einzuschätzen. Vergleichbar anderen muskuloskeletalen Größen unterliegt sie einer Manipulation durch systemisch wirksame Faktoren, wie bspw. den Status anaboler Substanzen/ Hormone (Abschn. 3.3.1.4), die vielfach nur schwer zu berücksichtigen sind.[41] Hier bietet sich eine sehr pragmatische Vorgehensweise an, bei der auf der Basis der Erfassung der höchsten regelmäßig durchgeführten mechanischen Belastungsreize eine sukzessive, allmähliche Steigerung der mechanischen Belastung erfolgt. Bei fehlenden objektiven und ausreichend quantifizierbaren Steuergrößen und entsprechend kleinschrittiger Belastungssteigerung und lang-

---

[40] Siehe Abschn. 3.3.3.2: Je nach Skelettkompartiment gilt eine mechanische Reizhöhe von 1000 $\mu \sum$ als überschwellig. Eine Reizhöhe ab ca. 3000–4000 $\mu \sum$ kann bereits zu Mikrofrakturen führen; ab ca. 25.000 $\mu \sum$ ist die Frakturschwelle des Knochens überschritten.

[41] Vergleichende Studien berichten, dass Frauen in der (frühen) Menopause, also einer Phase deutlich herabgesetzter Östradiolkonzentration, eines höheren MES bedürfen als prämeno-pausale Frauen mit entsprechend hoher Serumkonzentration.

samer Knochenanpassung beim Erwachsenen (via Remodeling) sollte die initiale Vorbereitungs- und Konditionierungsphase bzw. das Heranführen an definitiv überschwellig Reize im Zweifelfalls bis zu 6 Monate betragen. Die oft positiven Daten von vergleichsweise kurzen Untersuchungen (6–7 Monate) mit initial möglicherweise unterschwelliger Reizsetzung können durch das „Prinzip des abnehmenden Grenzertrags" zumindest teilweise erklärt werden. Das Prinzip beschreibt das Phänomen, das aufgrund des initialen (hohen) Veränderungs-potenzials bei spezifisch untrainierten, oft leistungsschwachen Individuen auch weniger spezifische Übungen und scheinbar niederschwellige Belastungs-dosierung Anpassungserscheinungen auslösen können (Brahms et al., 2021; Fröh-lich, 2012). Mit zunehmender Konditionierung bedarf es jedoch zunehmender Aufgabenspezifik, höherer Belastung, variierender Trainingsreize und idealerweise einer Trainingsperiodisierung, um die (sukzessiv abnehmenden) Anpassungs-erscheinungen aufrechtzuerhalten oder um ein ausgeprägtes Funktionsniveau über-haupt halten zu können.

3.5.1.2 Prinzip der ansteigenden Belastung („progressive overload")

Ein Prinzip, das eng mit dem „overload principle" zusammenhängt, ist das „Prinzip der ansteigenden Belastung". Durch Anpassungserscheinung steigt naturgemäß die Reizschwelle des jeweiligen Systems an, sodass die Trainingsreize modifiziert werden müssen, um eine Überschwelligkeit zu sichern und weitere Anpassungserscheinungen auszulösen (Weineck, 2010, 2019). Im Rahmen einer progressiven Belastungserhöhung sind also in regelmäßigen Abständen Modi-fikationen auf unterschiedlichen Ebenen durchzuführen, um Plateaueffekte zu ver-meiden. Im Bereich der Knochenanpassung durch körperliches Training zeigen mehrere Untersuchungen „Levelling-of-" oder Plateau-Effekte der Knochen-masse/-dichteveränderung nach 9- bis 12-monatigem Trainingszeitraum. Die ent-sprechende Stagnation ist zu einem guten Teil darauf zurückzuführen, dass eine progressive Erhöhung bspw. über die Belastungskomponenten „Reizhöhe" und/oder „Reizrate" nicht oder nicht in ausreichendem Umfang durchgeführt wurde. Neben der Progression der Trainingsbelastung über eine Steigerung der Haupt-belastungskomponenten Trainingshäufigkeit, Reizhöhe, oder Reizdauer/Reiz-häufigkeit, wie sie klassischerweise betrieben wird, kann je nach Trainingsziel und -inhalt die Bewegungsgeschwindigkeit bzw. -reichweite, die Muskelarbeits-weise und/oder die Übungskomplexität gesteigert werden, um Überschwelligkeit zu erhalten. Wir empfehlen, nach Erhöhung der Trainingshäufigkeit auf ca. 3 TE/Woche (Sherrington et al., 2020; Sun et al., 2021; Zitzmann et al., 2022) eine sukzessive progressive Steigerung der Reizhöhe /-rate (WBE, DRT) bzw. der Übungsschwierigkeit (koordinative Fähigkeiten) vorzunehmen. In welchem Abstand eine Progression der Belastung spätestens erfolgen soll, korreliert mit der Anpassungsgeschwindigkeit des adressierten Systems. Bedingt durch Remodeling als primäre Knochenanpassung beim Erwachsenen, ist eine Steigerung der Reiz-höhe der mechanischen Belastung zur Verbesserung der Knochenfestigkeit nach

frühestens 5–6 Monaten erforderlich. Beim Krafttraining sind durch vergleichsweise schnelle Anpassungen insbesondere neuromuskulärer Komponenten deutlich kürzere Abstände möglich, allerdings sollte bedingt durch den langsam(er)
adaptierenden Bänder- und Sehnenapparat eine zu schnelle Steigerung vermieden
werden, um Verletzungen und Überlastungen zu vermeiden. Im frühen Stadium
der muskulären Leistungsentwicklung schlagen wir eine relevante Belastungs-
anpassung daher (erst) nach 3 Monaten, in weiterem Stadium der Leistungsentwicklung entsprechend längere Abstände vor. Eine gleichzeitige Variation der
Belastung bleibt davon unbenommen. Die Belastungssteigerung kann im Weiteren
„allmählich" oder „sprunghaft" durchgeführt werden (Weineck, 2019). Obgleich
eine sprunghafte (also eine deutliche) Belastungssteigerung für ein knochenwirksames Training zu präferieren wäre (Frost, 2003), sollte im Spannungsfeld der
Frakturprophylaxe älterer Menschen unter Berücksichtigung von Leistungszustand
und Osteoporosegrad primär das „Prinzip der allmählichen Belastungssteigerung"
(also sukzessive Steigerung über geringe Belastungserhöhungen) Anwendung
finden.

3.5.1.3 Prinzip der Variation der Trainingsbelastung

Dauerhaft gleiche Trainingsreize führen zu einer Desensibilisierung des
beanspruchten Systems und früheren Leistungsstagnation (Weineck, 2019).
Durch Variation von Trainingsreizen auf unterschiedlichen Ebenen kann dieser
Plateaueffekt vermieden werden. Raab-Cullen et al. (1994) spekulieren nach tierexperimentellen Studien zur Knochenanpassung, dass weniger die Reizintensität per se, sondern vielmehr der Wechsel im Belastungsniveau den Schlüsselreiz
nachhaltiger Anpassung an mechanische Belastung darstellt. Zur Variation der
Trainingsbelastung bietet sich ein regelmäßiger Wechsel der Trainingsinhalte
bzw. Körperübungen und eine konsistente Manipulation der Belastungskomponenten an (Abb. 3.14). Auf der Ebene der Trainingsinhalte kann ein
variantenreiches Training bspw. zur Erhöhung der Knochenfestigkeit durch
angepasste Spielformen, Tänze, Polka, LI-, HI-, Step-Aerobic und Sprünge in
unterschiedlichen Ausführungen völlig unproblematisch und abwechslungs-
reich durchgeführt werden. Regelmäßiger Wechsel der Trainingsübung (bspw.
Kniebeugen vs. Ausfallschritte vs. Beinstrecken) ist ebenfalls zur Erhöhung der
Variation der Trainingsbelastung geeignet. Möglicherweise noch einfacher ist
die Variation auf der Ebene der Belastungskomponenten. Je nach Trainingsinhalten ist eine konsequente Manipulation der Zielgrößen Reizhöhe/Schwierig-
keitsgrad/Komplexitätsgrad, Bewegungsgeschwindigkeit bzw. Reizrate und/oder
eine Variation der Trainingshäufigkeit (zusätzliches „Heimprogramm") ebenfalls
unproblematisch möglich. Im Bereich der koordinativen Fähigkeiten zur Sturzprophylaxe ist ein hoher Variationsgrad zur optimalen Schulung der koordinativen
Fähigkeiten ebenfalls absolut essenziell. Zusätzlich zu den bereits vorgestellten
Möglichkeiten zur Erhöhung des Variationsgrades bietet sich bei einem Training
im supervidierten Gruppenrahmen eine Veränderung der äußeren Bedingungen

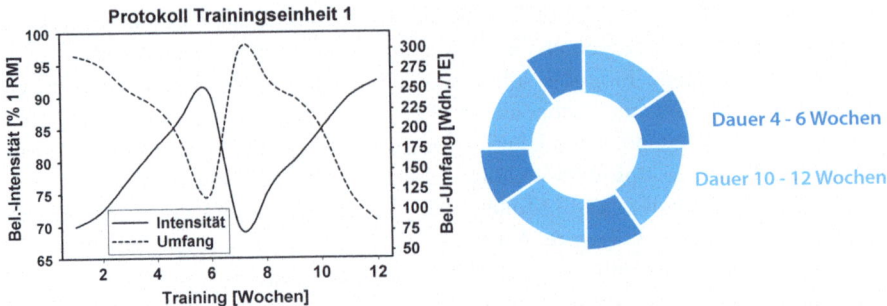

Abb. 3.14 Beispiel eines periodisierten Trainings. *Links lineare Periodisierung eines Meso-zyklus, rechts* Beispiel einer Blockperiodisierung (Kemmler et al., 2004)

bspw. über die Organisationsform, der Trainingsmittel und der Informationsauf-nahme (Kempf et al., 2014) an.

3.5.1.4 Prinzip der Spezifität

Spezifische Anpassungsreaktionen im Organismus erfolgen nur auf spezi-fische Trainingsstimuli. Erst die Spezifität oder Zielgerichtetheit des applizierten Trainingsreizes führt zur erwünschten Anpassungserscheinung. Nachvollziehbar ist, dass ein extensiver Ausdauerreiz im Stundenbereich nicht zur Verbesserung bspw. der Schnellkraft beiträgt. Eher überraschend ist allerdings der geringe Transfereffekt zwischen den unterschiedlichen Dimensionen der Gleichgewichts-fähigkeit (s. u.). Nach Donath et al. (Donath & Faude, 2022) muss bei Synergie- und Transfereffekten die Spezifität des fokussierten Bezugssystems berücksichtigt werden. Grundsätzlich gilt, dass je ähnlicher sich die Bezugssysteme sind und die Reizsetzung erfolgt, desto eher dürfen Transfereffekte erwartet werden. Umfangsorientierter Ausdauersport, sei es Radfahren, Schwimmen oder Laufen, zeigen bspw. ähnliche Effekte auf die Ausdauerleistungsfähigkeit, bei Wechsel auf das Bezugssystem „Knochen" (Abschn. 3.3.1.5) gilt dies jedoch nicht mehr. Neben dem Bezugssystem beeinflusst u. a. auch der Trainingsstatus im Sinne der spezifischen Ausprägung unterschiedlicher Fertigkeiten und Fähigkeiten einen Synergie- und Transfereffekt. Allerdings sollten auch im vergleichsweise unspezi-fischen Gesundheitssport älterer Menschen Transfereffekte zwischen „ähnlichen Trainingsinhalten" nicht zwingend vorausgesetzt werden. So konnten Mühl-bauer et al. (2012) (etwas überraschend) eine hohe Übereinstimmung von iso-metrischer Maximalkraft der Beinextensoren und Sprungleistung bei gesunden älteren Menschen nachweisen. Die Autoren berichten für dieses Kollektiv aber keine nennenswerten Synergie- und Transfereffekte zwischen kontinuier-licher, reaktiver und proaktiver Gleichgewichtsfähigkeit. Für jüngere Menschen bestätigen Giboin et al. (2015) diese weitgehend ausbleibenden Transfereffekte für ein Trainingsprogramm des Gleichgewichts auf dem Kippbrett- versus einer frei schwingenden Plattform. Nach Slackline-Training berichten Donath et al. (2017) ebenfalls weitgehend fehlende Transfereffekte auf statische oder dynamische Gleichgewichtsaufgaben. Insofern ist bei der Ansteuerung sturzrelevanter

Dimensionen der Gleichgewichtsfähigkeit (Abschn. 3.4.1.3.3) innerhalb des Sturzprophylaxetrainings des älteren Menschen eine hohe Spezifität der Trainings-ausrichtung zu berücksichtigen. Auf der anderen Seite ist es aufgrund knapper zeitlicher Ressourcen und individueller Präferenzen vielfach nötig, ein möglichst zeiteffizientes Training zu implementieren. Das kann recht einfach durch Aus-wahl von Trainingsinhalten erfolgen (bspw. HI-Aerobic), die bspw. durch ihre jeweilige physiologisch-funktionell-mechanische Ausprägung mehrere Bezugs-systeme (Knochen, Ausdauer, Koordination) parallel positiv beeinflussen können (Kemmler & Stengel, 2019).

3.5.1.5 Prinzip der individualisierten Belastung

Das Prinzip der individualisierten Belastung, die u. a. den funktionellen Status, das spezifische Risikofaktorenprofil und gesundheitliche Limitationen, aber auch infrastrukturelle sowie finanzielle Transferaspekte, Neigungen und Präferenzen berücksichtigt, sollte auf allen Ebenen der Trainingsplanung/-Regelung (Abb. 3.1) Berücksichtigung finden. Auf der Ebene der Trainingsziele (Tab. 3.2) ist diese Forderung noch vergleichsweise leicht umsetzbar. Dies ändert sich spätestens auf Ebene der Trainingsinhalte, bei denen die oben genannten Aspekte zum Tragen kommen. So kann bspw. Vibrationstraining zwar eine sichere und effektive Maßnahme zur Verbesserung von Knochenfestigkeit und Reduktion der Sturz-häufigkeit darstellen, insbesondere die Verfügbarkeit effektiver Vibrationsplatt-formen, individuelle Neigung und Präferenz zur Nutzung (bzw. Nicht-Nutzung) dieser eher passiven Trainingsmethode schließen jedoch die Applikation dieser Trainingsmethode häufig aus. Auf der Ebene der Belastungskomponenten kollidieren funktionelle Aspekte, Leistungsfähigkeit, Gesundheits-, Schmerz-, Knochenstatus und Sturzrisiko ebenfalls häufig mit der Applikation einer optimierten (intensitäts-orientierten) Belastungskomposition. Ein weiterer Aspekt, der im Rahmen des Prinzips der individualisierten Belastung berücksichtigt werden sollte, ist der-jenige des „Settings" des Bewegungsangebots. Einerseits ist nicht jeder Betroffene motiviert oder in der Lage, an (aushäusigen) Gruppenprogrammen teilzunehmen, andererseits ist das Kriterium der „Gruppenfähigkeit" des Teilnehmers zu berück-sichtigen (Gross et al., 2020; Jansen et al., 2021). Ein Gruppentraining ist wiederum die Voraussetzung der Cofinanzierung der strukturierten Angebote des „Präventions-sports" gemäß SGB V sowie des „Rehabilitationssports und Funktionstrainings" gemäß SGB IX (SGB_IX 2019). Trainingsmethodische und organisatorische Planung ist durch die in der Praxis oft sehr heterogen zusammengesetzten Gruppen (nicht nur - aber besonders) im Spannungsfeld „Sport mit Osteoporose-Erkrankten" (Werle & Klein, 1994) alles andere als trivial. Hier gilt es zum einen, geeignete Inhalte mit Synergie- und Transferkomponenten zur Realisierung mehrerer unter-schiedlicher Trainingsziele durch einen geeigneten Trainingsinhalt zu realisieren (Abschn. 3.5.1.4), zum anderen differenzierte Belastungsvorgaben für die einzel-nen Teilnehmer zu applizieren. Zudem muss innerhalb der Trainingsplanung und -durchführung eines Trainings zur Sturzprophylaxe die altersabhängige biologische Leistungsfähigkeit des meist älteren Individuums Berücksichtigung finden.

Individuell können gleiche Trainingsbelastungen zu deutlich variierenden Anpassungserscheinungen führen (Scharhag-Rosenberger et al., 2012). Wir empfehlen, in Einklang mit Donath und Faude (Donath & Faude, 2022) „Monitoringsysteme" im Rahmen regelmäßiger funktioneller Tests (Abschn. 3.6) zu etablieren, um das individuelle Maß der Anpassung zu erfassen.[42] Bei suboptimalen oder ausbleibenden individuellen Effekten ist das Trainingsprotokoll zu überprüfen und (falls möglich)[43] entsprechend abzuändern (Abschn. 3.5.1.2).

3.5.1.6 Prinzip der optimalen Relation von Belastung und Erholung

Auch und gerade im Gesundheitssport muss nicht zuletzt aufgrund der häufig fehlenden Euphorie für „hohe" Trainingsfrequenz und Reizhöhe einerseits und wegen der herabgesetzten Regenerationsgeschwindigkeit älterer Menschen andererseits ein angemessenes Verhältnis zwischen Belastungs- und Erholungsphase berücksichtigt werden. Insofern bilden Belastung und Regeneration innerhalb der Trainingsplanung eine Einheit. Bei der (Planung der) Dauer der Regenerationsphase ist primär die Höhe der Ermüdung, der Trainingszustand und die Regenerationsgeschwindigkeit des Bezugssystems, aber auch Faktoren wie Alter, klimatische Bedingungen, Alltagsbelastungen und Resilienz zu berücksichtigen (Weineck, 2019). Im Gegensatz zum Leistungssport sind (zu) kurze Regenerationsphasen im Gesundheitssport oder Rehabilitationssport älterer Menschen faktisch sicher nicht die Limitation optimaler Leistungsentwicklung. Im Gegenteil ist eher das Problem geringer Trainingshäufigkeit und langer Trainingspausen ein wesentlicher Grund für die häufig frühe Stagnation der Leistungsentwicklung. Nach Matwejew (Matwejew, 1978) sollte der nachfolgende Trainingsreiz nach Wiederherstellung erfolgen, jedoch „nicht erst, wenn die Spuren der vorausgegangenen Belastung völlig verwischt sind". Das auf dem Prinzip der Superkompensation (also vereinfacht einem trainingsinduzierten Ansteigen über das bisherige Leistungsniveau hinaus) basierende Prinzip setzt für eine optimale Reizsetzung voraus, dass die folgende Trainingsbelastung zeitlich mit dem Scheitelpunkt des akuten Leistungszuwachses korrespondiert. Diesen Zeitpunkt für die unterschiedlichen Bezugssysteme abzuschätzen, ist besonders im Leistungssport eine Gradwanderung zwischen Überforderung und optimaler Leistungsentwicklung. Bleibt man beim Gesundheitssport, liegen für den Bereich der Anzahl der Trainingseinheiten/Woche ausreichende Evidenzen vor, dass zur Erhöhung der Knochenfestigkeit wie auch im Bereich der Sturzreduktion eine (Netto-)Trainingshäufigkeit $\geq 2–3$ TE (Sherrington et al., 2019; Zitzmann et al., 2022) mit intermittierenden Ruhephasen auch langfristig

---

[42] Sportmotorische Tests insbesondere der Kraft und koordinativen Fähigkeiten lassen sich nach leichter Anpassung an die individuelle Leistungsfähigkeit auch problemlos und ohne großen Aufwand im Gruppenrahmen durchführen.

[43] Vielfach ist schlicht die geringe Durchführungsrate der Grund für den ausbleibenden Trainingserfolg. Im supervisierten Gruppenrahmen sollte dieser Aspekt dem Teilnehmer eindrücklich rückgemeldet werden.

positive Effekte generieren kann (Kemmler et al., 2016). Weniger evidenzbasiert ist die eher allgemeine Empfehlung, nach 3–4 progressiv gesteigerten, also zunehmend intensiven Trainingswochen eine regenerative Woche mit niedriger Gesamtbelastung zu implementieren, um Anpassungserscheinungen zu gewährleisten, Überlastungsprozesse zu vermeiden und die Motivation zur Durchführung intensiver Trainingsbelastungen zu erhalten. Ähnliches gilt für etwas ausgeprägtere Trainingspausen eines Bezugssystems, die nach einem längeren Trainingsabschnitt sinnvoll eingesetzt werden können. Beide Aspekte werden in den nachfolgenden Kapiteln Abschn. 3.5.2.1 und 3.5.2.2. besprochen.

3.5.2 Prinzipien der Zyklisierung

3.5.2.1 Prinzip der kontinuierlichen Belastung

Auch bei weitgehender Beibehaltung der habituellen körperlichen Aktivität kommt es nach längerer Trainingsabstinenz zu einer Reduktion der vorher erworbenen Leistungsfähigkeit. Der Grad der Abnahme steht primär in Abhängigkeit zur Dauer der Trainingsabstinenz, zum Trainingsalter/Trainingsstatus und zum jeweiligen Bezugssystem (Modaberi et al., 2021). Der ca. 3-monatige COVID-19-induzierte Lockdown mit Schließung von Trainingsstätten zeigte den Effekt der Einstellung strukturierter Trainingsmaßnahmen im Gruppenrahmen unter Aufrechterhaltung oder Erhöhung der habituellen Aktivität oder Outdoorsport auf. So führte der Abbruch eines erfolgreichen multimodalen Trainingsprogramms zur Erhöhung der Knochendichte und Muskelmasse in einem Studienkollektiv früh-postmenopausaler osteopenischer Frauen (Hettchen et al., 2021a) nach 13 Monaten Trainingsdurchführung, trotz erhöhter körperlicher Aktivität und Ausdauersport, zu einer signifikanten Reduktion der Knochendichte (BMD) und fettfreien Masse (LBM) zurück in den Bereich der Ausgangswerte (Kemmler et al., 2021). Ähnliche Ergebnisse zeigte ein 18-monates hochintensives Krafttraining mit anschließender 6-monatiger Trainingspause für Männer mit niedriger Knochendichte und Muskelmasse 70 Jahre und älter. Hier zeigten BMD, LBM und Muskelkraft nach signifikanten trainingsinduzierten Verbesserung (Kemmler et al., 2020; Kemmler et al., 2020), trotz deutlich erhöhtem habituellem Aktivitätsniveau, jeweils eine signifikante Reduktion (Kemmler et al., 2021).

Bei vergleichbar alten Menschen, 8-monatigem Multikomponenten-Training und 5-monatigem Detrainingzeitraum berichten Martinez-Aldao et al. (2020) eine signifikante Reduktion der Muskelkraft der unteren Extremitäten sowie der dynamischen Gleichgewichtsfähigkeit. Auch Harris et al. (2007) bestätigen die signifikante Reduktion der Maximalkraft der oberen und unteren Extremitäten bereits 6 Wochen nach Ende ihres 18-wöchigen progressiven Krafttrainingsprotokolls. Trotzdem lag das Kraftniveau der älteren, initial untrainierten Personen auch nach 20-wöchigem Detraining-Zeitraum noch signifikant über dem Vorstudienlevel. Nach ebenfalls 6-wöchiger Detrainingsphase berichten Toraman et al. (2005) schließlich einen Rückgang funktionaler Fähigkeiten (u. a. Chairrise-, 6-min-Walking-Test) ihres 60- bis 85-jährigen Kollektivs annähernd auf das Vortrainingsniveau der 9-wöchigen Trainingsstudie. Obwohl die vorgelegten Untersuchungen nicht konsistent mit diesem Merksatz korrespondieren, gilt, dass „schnell erworbene Verbesserungen/Effekte schneller, langfristig erworbene langsamer zurückgehen" (Weineck, 2019). Zusammenfassend haben Trainingseffekte für physiologische, funktionelle und kognitive Trainingsgrößen in Abhängigkeit von den oben besprochenen Aspekten eine etwas unterschiedliche „Halbwertszeit" – Unterbrechung des überschwelligen Trainings von mehr als 6 Wochen sehen wir für relevante Trainingsgrößen der Frakturprophylaxe (Hottenrott et al., 2010; Modaberi et al., 2021) auch bei Aufrechterhaltung oder Erhöhung der allgemeinen körperlichen Aktivität aber bereits als relevant leistungsmindernd an.

3.5.2.2 Prinzip der periodisierten Belastung und Regeneration

Eine periodisierte Trainingsdurchführung auf unterschiedlichen zeitlichen Dimensionen inklusive einer Zyklisierung mit Trainingsphasen unterschiedlicher Ausrichtung wird im Gesundheitssport nur selten praktiziert. Wir erachten eine Aufteilung des Trainingsprozesses in Trainingsabschnitte (Blöcke) zur priorisierten Ansteuerung unterschiedlicher Trainingsziele und eine stetige strukturierte Variation und Manipulation von Trainingsgrößen aus mehreren, inklusive der bereits oben genannten Gründe, für wichtig. So adressiert eine (lineare) Periodisierung (Abb. 3.14) primär die Trainingsprinzipien „Variation der Trainingsbelastung", „optimale Relation von Belastung und Erholung" sowie mittel- und langfristig das „Prinzip der ansteigenden Belastung" – daneben gelten die Vermeidung von Plateaueffekten, Vermeidung von Überlastung und Verletzungen sowie eine höhere Attraktivität als Vorteile von periodisierten Belastungsprotokollen. Anwendungsfeld von Periodisierungsmodellen ist meist der Bereich des Krafttrainings, möglich und sinnvoll ist allerdings auch eine Periodisierung im Bereich der gewichtstragenden Belastung. Als Steuergröße bietet sich primär die Reizhöhe an (Abb. 3.14).

Aus unserer Sicht (noch) wichtiger erscheint eine Periodisierung im Bereich der längerfristigen Trainingsplanung. Eine tierexperimentelle Studie, die im Spannungsfeld der Knochenfestigkeit (Saxon et al., 2005) 3 überschwellige Belastungsprotokolle mit und ohne intermittierende Ruhe-/Resensibilisierungsphasen über 15 Wochen verglichen hat, berichtet die signifikant höchsten Effekte für das Protokoll mit intermittierender (5-wöchiger) Ruhephase („Desensibilisierungsphänomenen" siehe Abschn. 3.3.3.7) Eine entsprechend lange knochenentlastende Phase (Turner & Robling, 2004) zur „Resensibilisierung" steht unmittelbar für die fokussierte Durchführung anderer Trainingsinhalte zur Realisierung weiterer Trainingsziele zur Verfügung. Ist die Durchführung eines Trainings zum Erlernen spezieller Sturztechniken ein relevantes Trainingsziel sowie organisatorisch und personell möglich und sicher durchführbar (Abschn. 3.4.3), könnte die knochenentlastende Phase der Zeitraum dessen Applikation sein. Natürlich sind auch andere „blockperiodisierte"[44] Trainingsprogramme vorstellbar, bei denen ein Trainingsziel

---

[44] Bzw. Blocktrainingsformen.

bzw. Trainingsinhalt temporär in den Hintergrund tritt (bspw. Kraft-/Schnellkraft) und der Schwerpunkt auf ein ebenfalls relevantes unterschiedliches Trainingsziel (bspw. Gleichgewichtsfähigkeit) gelegt wird, also lediglich die Priorisierung der Trainingsziele bzw. des Trainingsinhalts variiert. Bei Gruppenangeboten bietet sich an, Urlaubszeiten oder Feiertage, an denen meist kein spezifisches Training durchgeführt werden kann in das Periodisierungsschema einzubauen.

Möglicherweise durch konsistent zu kurze Studiendauern (vgl. Prinzip des abnehmenden Grenzertrags; Abschn. 3.5.1.1) ist die grundsätzliche Überlegenheit periodisierter Trainingsprotokolle beim Menschen, zumindest was deren Effektivität auf die Knochendichte angeht, nicht belegt (Strohacker et al., 2015). Ähnliches gilt für den Bereich der Kraftentwicklung älterer Menschen (Conlon et al., 2016). Tatsächlich werden besonders Größen wie Variation, Progression und Periodisierung erst mit zunehmender Dauer und entsprechender Gefahr von Plateaueffekten und Stagnation relevant.

Die verstärkte Anwendung einer Periodisierung im Gesundheitssport kollidiert leider häufig mit der nicht zutreffenden Vorstellung der Trainingsverantwortlichen, dass Periodisierung ein zeitaufwändiges, hochkomplexes und kaum applikables Verfahren von zweifelhaftem Effekt darstellt. Tatsächlich ist sowohl die lineare Periodisierung via Reizhöhe (Wdh-Anzahl+RIR; Abschn. 3.3.3) im Wochengang wie auch die „Blockperiodisierung" zur priorisierten Realisierung ausgewählter Trainingsziele einfach, ohne große Vorbereitungsdauer und effektiv möglich (Kemmler et al., 2015a).

▶ **Wichtig**

Die Berücksichtigung von „Basisprinzipien" wie „überschwelliger Reiz", „progressive Belastungssteigerung", „Spezifität", „Individualisierung" oder „Variation" muss als absolut essenzieller Bestandteil erfolgreicher Trainingsprotokolle im Spannungsfeld der Frakturprophylaxe angesehen werden. Daneben wird der Einsatz von Periodisierungsmodellen empfohlen.

Durch Blockperiodisierung/Blocktraining kann eine fokussierte Adressierung ausgewählter Trainingsziele während der Entlastungsphase bislang beanspruchter Bezugssysteme erfolgen. Eine konsequente Manipulation der Reizhöhe durch lineare Periodisierung im Wochenbereich trägt zu einer Vermeidung von Plateaueffekten, Überlastung und Monotonie bei.

3.6 Kontrolle der Zielerreichung (Ergebniskontrolle)

Die Kontrolle der Zielerreichung über Tests ist im präventiven und rehabilitativen Gesundheitssport leider ein zutiefst vernachlässigter Aspekt. Tatsächlich ist eine Erfolgskontrolle, also die Frage, ob denn die initial gewählten Trainingsziele überhaupt bzw. in welchem Maße realisiert wurden, ein absolut zentraler

Bestandteil eines jeden strukturierten Trainingsprogramms. Tests zur Einschätzung der individuellen Leistungsentwicklung und als Basis zur Planung des weiteren Trainingsprozesses (Abb. 3.1) sind nicht nur, aber besonders im Bereich der Frakturprophylaxe nicht trivial. Im Spannungsfeld der Knochenfestigkeit wurde die primäre Erfassung via Knochendichte mittels radiologischer Verfahren bereits vorgestellt (Abschn. 3.3). Durch langsame ossäre Anpassungsprozesse (überwiegend) via Remodeling und radiologische Erfassung ist ein relativ hoher Abstand zwischen den Knochendichtemessungen erforderlich (Abschn. 3.3), der letztlich aktuelle trainingsinduzierte Veränderungen nicht mehr reflektiert.

Eine komplett strahlungsfreie und praktikablere Möglichkeit sind der Einsatz von Biomarkern, die Veränderungen des Knochenmetabolismus relativ schnell und hinreichend zielgerichtet erfassen können (Obermayer-Pietsch & Schwetz, 2016). So kann die biologische Reaktion des Knochens bspw. auf eine pharmakologische Therapie durch geeignete Knochenstoffwechselmarker direkt monitorisiert werden – im Spannungsfeld des körperlichen Trainings liegen allerdings nur wenige Untersuchungen (Kim et al., 2015) und eine entsprechend geringe Evidenz vor. Der Einsatz dieser Verfahren liegt innerhalb des ärztlichen Verantwortungsbereichs, sodass zur Ergebniskontrolle eine enge Zusammenarbeit zwischen Trainingspraktikern/Betroffenen und verantwortlichem Mediziner nötig ist.

Die belastbare Erfassung der Maximalkraft durch skalierbare Geräte und exakt reproduzierbare Ausführungsposition ist zwar als Maß der Veränderungen von Knochengrößen ungeeignet, kann aber auch bei 1RM-unabhängiger Intensitätsvorgabe durch angemessenes Belastungsmonitoring einen Beitrag zur Trainingsregelung liefern. Wir empfehlen, zur Erfassung der Maximalkraft bei ausreichender Belastbarkeit des Probanden Tests an der Grenze ausbelasteter Wiederholungsleistung (RM −1 Wdh), idealerweise im Bereich 8–12 Wdh mit geeigneten Prädiktionsformeln (Kemmler et al., 2006) anzuwenden. Der Vorteil gegenüber den klassischen 1RM-Tests (u. a. Kraemer et al., 1991) liegt weniger in der (nach ausreichend langer Konditionierungsphase) ohnehin sehr geringen Verletzungsgefahr von 1RM-Tests (Shaw et al., 1995) als vielmehr in der problemlosen Implementierung der Testungen in den laufenden Trainingsprozess. Bei Trainingsregelung via „Repetition-in-reserve" (RIR)-Ansatz ist es besonders einfach, die (nahezu) ausbelastete Wiederholungsleistung in regelmäßigen Abständen standardisiert zu erfassen, zu dokumentieren und im Rahmen des Trainingsmonitorings und der Intensitätssteuerung des weiteren Trainingsprozesses zu berücksichtigen.

Im Spannungsfeld der Sturzprophylaxe sind sportmotorische Tests zur Erfassung von Sturzrisikofaktoren bereits breit etabliert. Die Bundesinitiative Sturzprävention empfiehlt zur Einschätzung der funktionellen Leistungsfähigkeit im Bereich der Sturzrisikofaktoren (Gross et al., 2020; Jansen et al., 2021) den Modified Timed Up-and-Go Test[45] (TUG) (Podsiadlo & Richardson, 1991) sowie die Short Physical Performance Battery (SPPB; [Guralnik et al., 1994]).

---

[45] Die Leitlinie DVO „Prophylaxe, Diagnostik und Therapie der Osteoporose" aus 2023 empfiehlt zur Risikoberechnung die Durchführung des TUG, für den ein hohes prädiktives Potenzial für Hüft- und osteoporotische Hauptfrakturen angegeben wird (Larsson et al., 2021; Zhu et al., 2011).

Die SPPB enthält den Chair-rise-Test (Zeit für 5-mal vom Stuhl aufstehen und hinsetzen), einen Test der habituellen Ganggeschwindigkeit über 4 m sowie einen Gleichgewichtstest im geschlossenen Stand, Semitandem und Tandemstand. Werden diese Tests primär zum Monitoring individueller trainingsbedingter Veränderungen verwendet, sollte eine individuelle Anpassung insbesondere des Gleichgewichtstests zur Vermeidung eines Boden-[46] oder Deckeneffekts[47] bzw. zu langer Testdauer vorgenommen werden.

Die Durchführung von Assessments im Sinne sportmotorischer Tests zur Erfassung von Veränderungen der Leistungsfähigkeit ist allerdings nicht trivial. Auch bei Vorauswahl geeigneter Tests durch ein Expertengremium (s. o.), also hoher Validität („Gültigkeit")[48], sind weitere Gütekriterien wie Reliabilität und Objektivität absolut penibel zu beachten, um die z. T. geringen individuellen Veränderungen bspw. im fortgeschrittenem Trainingsstadium sicher erfassen zu können. Aspekte der Reliabilität, also der Zuverlässigkeit, mit der das Merkmal gemessen wird, hängen eng mit einer absolut identischen Testdurchführung unter exakt denselben Rahmenbedingungen ab. Sollten diese Forderungen nicht realisierbar sein, raten wir von der Durchführung sportmotorischer Tests zum Leistungsmonitoring ab.

Hohe Erwartungen dürfen indes an KI-basierte Monitoringsysteme (Bargiotas et al., 2023) gerichtet werden, die komplexe, sturzrelevante Online-Daten zu Ganganalyse, Gleichgewichtsfähigkeit und Vitalfunktion über geeignete Endgeräte der Nutzer überwachen, dokumentieren und idealerweise zu geeigneten Steuerungsgrößen für ein Körpertraining zusammenfassen können.

---

[46] …leistungsschwacher Teilnehmer schafft es nicht, im Tandemstand zu stehen.

[47] …leistungsstarker Teilnehmer ist durch einen Test im geschlossenen Stand nicht gefordert.

[48] Validität (Gültigkeit): Der Test „misst exakt, was er zu messen vorgibt."

Zusammenfassung: Zielgruppenspezifische Empfehlungen zur Frakturprophylaxe

4

Die abschließende Zusammenfassung zielgruppenspezifischer Empfehlungen zur Frakturprophylaxe orientiert sich eng an der in Tab. 3.2 dargestellten Zuweisung der nach Frakturrisiko gegliederten Gruppen auf die für die Frakturprophylaxe relevanten Trainingsziele. Vor den zielgruppenspezifischen Empfehlungen erfolgt eine übergreifende Erörterung der trainingsmethodischen Vorgehensweise und Erwägungen, die bei einem körperlichen Training zur Frakturprophylaxe zu berücksichtigen sind.

4.1 Übergreifende trainingsmethodische Erwägungen

In den ersten 3–6 Monaten des Körpertrainings sollte ein körperliches Training zur Frakturprophylaxe der physischen, kognitiven und psychischen Eingewöhnung und Konditionierung für höhere Belastung gewidmet sein. Primäres Ziel dieser Phase ist es, die Trainingsübungen technisch korrekt durchzuführen, Trainingsmittel zielgerichtet einsetzen zu können sowie Sicherheit, Körpergefühl und Referenzen für unterschiedliche Belastungs- und Schwierigkeitsgrade zu gewinnen. Überschwellige Belastung ist während der ersten Trainingswochen absolut zweitrangig – zumal auch vermeintlich „unterschwellige" Reize in diesem frühen Trainingsstadium zu relevanten Verbesserungen des jeweiligen Bezugssystems führen können (Abschn. 3.5.1.1).

Im Bereich eines Trainings zur Verbesserung der Knochenfestigkeit sollte im Spannungsfeld der Weight-bearing-Belastungen in Abhängigkeit vom Trainingsstatus zunächst ein Training mit niedrigen Bodenreaktionskräften, geringfügig über der habituellen körperlichen Belastung, appliziert werden. Beim Muskeltraining ist eine geringe bis moderate Reizhöhe (<65–70%) mit großer Distanz zur muskulären Ausbelastung (RIR-Ansatz) (Zourdos et al., 2016) angezeigt. Auf eine schnellkräftige oder explosive Bewegungsausführung im Sinne eines

W. Kemmler et al., *Sport, körperliches Training und Osteoporose*,
https://doi.org/10.1007/978-3-662-68064-3_4

Schnellkrafttrainings sollte auch bei Bestehen der Möglichkeit gerätegestützten Krafttrainings während der ersten 8–12 Trainingswochen verzichtet werden, um dem langsam(er) adaptierenden Bänder- und Sehnenapparat ausreichend Zeit zur Anpassung zu geben und Überlastungen und Schädigungen zu vermeiden. Eine schnellere Trainingsprogression und Realisierung des Prinzips des überschwelligen Reizes kann im Bereich der Sturzprophylaxe durchgeführt werden. Einfache Methodenvarianten von Trainingsinhalten wie Gang-, Stepping-, Gleichgewichts- und 3D-Trainings (Tai-Chi, Qi-Gong, Tanz) können relativ früh in den Trainingsprozess implementiert werden, während komplexere Formen des Gleichgewichtstrainings, PTB oder funktionelles Training erst nach Vorbereitung ggf. über ein konventionelles Krafttraining oder einfachere Methodenvarianten eingeführt werden sollten. Die entsprechende Vorgehensweise orientiert sich am Prinzip der progressiven Belastungserhöhung (Weineck, 2019) mit in der Regel allmählicher, also überwiegend kleinstufiger Veränderung der Belastung. Eine Besonderheit gilt für das Trainingsziel „Verbesserung des Sturzablaufs" respektive „Impactreduktion". Zwar können einfache protektive Maßnahmen wie das Einüben von Armblock-Strategien, Ausfallschritten oder Maßnahmen, die in Zusammenhang mit Reaktionsfähigkeit und Flexibilität stehen, sehr früh im Trainingsprozess adressiert werden, für ein Training der komplexen und verletzungsträchtigen Sturztechniken empfehlen wir jedoch ein vorhergehendes, ausreichend langes Training der Kraft-/Schnellkraft, Flexibilität und einschlägiger koordinativer Fähigkeiten. Wir raten, den ersten Trainingsblock eines „Sturztrainings" nicht vor einem Zeitraum von 6–8 Monaten anzugehen. Wie bereits empfohlen, sehen wir es als sinnvoll an, diese zeit- und personalintensive Maßnahme mit hohem Individualisierungsgrad im Rahmen einer Blockperiodisierung/eines Blocktrainings konzentriert und als absolut vorrangiges Trainingsziel über einen Zeitraum von 4–6 Wochen alle 8–12 Wochen durchzuführen.

Nach erfolgter Eingewöhnung und ausreichender Konditionierung kann eine strukturierte Variation mit Phasen hoher Reizintensität, erhöhtem Ausbelastungsgrad (im nRM) und hoher bis explosiver Bewegungsgeschwindigkeit erfolgen, um nachhaltige Anpassungsprozesse zu gewährleisten. Leistungsfähige Personen ohne Beschwerden und mit sicherer Bewegungsausführung können dabei auch in relativ hohe Intensitätsbereiche (bis zu 85–90% 1RM) geführt werden (Abb. 3.15) – eine muskuläre Ausbelastung ist dabei nicht nötig. Bei einem Schnellkrafttraining ist diese Vorgehensweise ohnehin obligat, da bereits bei deutlicher Verringerung der Bewegungsgeschwindigkeit der Übungssatz beendet werden sollte. Bezüglich der Trainingsmittel (Abschn. 3.3.2.2), die im Krafttraining (freies Training vs. Gerätetraining) eingesetzt werden, bestehen grundsätzlich keine Prioritäten, allerdings sollten Vor- und Nachteile der jeweiligen Applikation ausreichend berücksichtigt werden. Überwiegt der Fokus auf „Sicherheit", „Beschwerdefreiheit" oder „Reizhöhe", ist ein Gerätetraining, bei Fokus auf „Funktionalität" und „Alltagsrelevanz" ein *freies* Training, bspw. mit Bändern, Hanteln, Gewichtswesten, Partnerwiderstand und/oder Körpergewichtseinsatz, die vorteilhaftere Option. Steht ein Kraftraum zur Verfügung, ist ein Mix beider Trainingsformen mit Schwerpunkt eines

Gerätetrainings für den Rumpf und funktionellem Training für die Extremitäten empfehlenswert. Im Gegensatz dazu sind bei Menschen mit gesundheitlicher Limitation und insbesondere degenerativen Problematiken am Bewegungsapparat bestenfalls geringe Bodenreaktionskräfte (Gehen bis langsames Laufen) anzuwenden – der Schwerpunkt eines Trainings der Knochenfestigkeit liegt klar auf einem Muskeltraining mit moderater Reizhöhe ($\leq$70–75% 1RM, entsprechend ca. 10 Wdh). Eine hohe bis explosive Bewegungsgeschwindigkeit kann insbesondere bei der Möglichkeit eines apparativen Krafttrainings mit sicherer Position und guter Bewegungsführung grundsätzlich empfohlen werden. Ganz entscheidend zur beschwerdefreien Durchführung und nachhaltigen Leistungsentwicklung ist es, sowohl Weight-bearing-Belastungen/Bodenreaktionskräfte als auch das Krafttraining nicht dauerhaft hochintensiv zu belassen, sondern im Wechsel progressiv ansteigende, intensive Trainingsphasen (8–12 Wochen) mit Phasen (4–6 Wochen) niedriger bis moderater Intensität und anderen Trainingsschwerpunkten (Kemmler et al., 2015a) anzuwenden.

▶ Langsamer und behutsamer Trainingsaufbau und Heranführung an höhere Belastungen sind Ziel des ersten Abschnitts eines Trainings zur Frakturprophylaxe. Je nach Trainingsziel kann dieser Abschnitt 3–8 Monate andauern.

Dem Anwender sollte spätestens an dieser späten Stelle des Fachbuchs bewusst werden, dass wir „das" universal anwendbare Trainingsprotokoll mit der definitiv effektiven „Spezialübung" zur Verbesserung der Knochendichte und/oder Reduktion der Sturzhäufigkeit, das für die jeweilige Frakturrisikokategorie lediglich noch umgesetzt werden muss, nicht spezifizieren können. Das Trainingsprotokoll muss zur nachhaltigen Durchführbarkeit die „trainingsmethodische Optimallösung" mit Aspekten wie individuelle Limitation, Beschwerden, Neigungen, Präferenzen, finanzielle, logistische, organisatorische und personelle Rahmenbedingungen abgleichen. Wir sehen die im Weiteren aufgeführten (Risikogruppen-kategorisierten) Empfehlungen zur Primär-, Sekundär- und Tertiärprävention daher als evidenzbasierte Grundlage und Möglichkeit zur Generierung individualisierter Trainingsprotokolle, nicht jedoch als verbindliche und statische Handlungsanweisung.

4.1.1 Primärprävention von Frakturen

4.1.1.1 Personen mit erhöhtem Knochenumbau, maximal mäßiggradiger Verringerung der Knochendichte (Osteopenie) ohne relevant erhöhtes Sturzrisiko

Vorrangiges Trainingsziel dieser Gruppe überwiegend leistungsfähiger Menschen mit erhöhtem Knochenturnover ist der Erhalt/die Erhöhung der Knochenfestigkeit (Tab. 3.2). Meist handelt es sich um beschwerdefreie Menschen, bei denen es möglich ist, die Knochenfestigkeit komplex und intensiv über alle mechanischen

Knochenfaktoren zu beeinflussen. Trainingsinhalte mit hohen Bodenreaktions-kräften/Impact und ungewöhnlicher Belastungsverteilung können je nach Leistungsfähigkeit, Neigung und Präferenz über geeignete Spielformen/Sport-spiele, Polka, Tänze, Aerobic-Variationen und Sprünge meist problemlos und bei ausreichend langen Vorbereitungs- und Regenerationsphasen beschwerde-frei durchgeführt werden. Wie in Abschn. 3.3.3 ausgeführt, ist bei Applikation hoher Reizintensität oder -rate nur eine geringe Reizdauer respektive Wieder-holungshäufigkeit nötig. Sollten über diese Trainingsinhalte hinaus zusätzlich positive Effekte auf die Ausdauerleistungsfähigkeit erwünscht sein, empfehlen wir intensitätsorientierte Methodenvarianten im Intervallmodus mit Phasen intensiver kardiometabolischer (und mechanischer) Belastung und intermittierenden Phasen niedriger (kardiometabolischer) Belastung. Im Detail wären Belastungsprotokolle mit 30- bis 90-s-Phasen (intensiver) Belastung bspw. über HI-Aerobic im Bereich der aerob-anaeroben Schwelle mit intermittierenden 30- bis 90-s-Phasen aktiver Erholung via LI-Aerobic oder „Marching" zweifellos geeignet, Ausdauer-leistungsfähigkeit (und Knochenfestigkeit) zeiteffektiver zu steigern als durch die Dauerleistungsmethode. Ist nach der initialen „Erwärmungsphase" der TE eine Sprungsequenz geplant, sind Übungssätze mit unterschiedlichen Sprung-formen multilateraler Ausrichtung und geringer Reizhäufigkeit (bspw. 8–12 Wdh.) mit moderater Reizfrequenz (2 Hz)[1] und einer Pause von 30–60 s zwischen den Sätzen angemessen. Den Hauptteil der TE bildet das dynamische Krafttraining. Wir empfehlen, alle großen Muskelgruppen über 10–13 Übungen mit variierender Reizhöhe (60–90% 1RM) und Reizrate, also Bewegungsgeschwindigkeit (4 s – 2 s – 4 s bis „explosiv" – 1 s – 2 s) zu adressieren.[2] Je nach Reizhöhe und Aneinanderreihung der Übungen sollte die Pause zwischen den Übungssätzen 1–3 min betragen. Bei längeren Pausen besteht die Möglichkeit, Übungen zur Verbesserung der Flexibilität einzugliedern. Wir empfehlen zum Erhalt eines hohen Muskeltonus aktive dynamische Muskeldehntechniken. Ist Zeit die knappe Ressource, empfehlen wir abwechselnd Übungen für unterschiedliche Muskel-gruppen (Arme, Beine, Rumpf) durchzuführen und die Pausendauer entsprechend gering zu halten. Je nach Trainingsschwerpunkt der Phase, individueller zeitlicher Disposition oder Trainingssetting kann das Krafttraining als Einsatz- oder Mehr-satztraining durchgeführt werden. Im Gegensatz zu den etwas höheren Effekten des Mehrsatztrainings auf muskuläre Größen ist im Spannungsfeld der Knochen-festigkeit keine Überlegenheit höherer Wiederholungshäufigkeit, zumindest bei der Möglichkeit der Realisierung einer hohen Reizintensität, zu erwarten (Tab. 3.5). Eine stärkere Berücksichtigung koordinativer und funktioneller Aspekte kann problemlos auf der Ebene der Trainingsinhalte (bspw. Tänze/Aerobic, Kraft-übungen mit relevanter Gleichgewichtskomponente), der Trainingsmittel (bspw.

---

[1] Also kurze Stopps/Haltephasen zwischen den einzelnen Sprüngen.
[2] Bei einigen Körperübungen (Rückenextension) sollte eine hohe Reizhöhe und/oder explosive Bewegungsausführung aus Verletzungsgründen nicht durchgeführt werden (Kap. 5).

freie Übungen statt Kraftgeräte) und/oder Belastungskomponenten (bspw. Ausführungsgeschwindigkeit, unvollständige Pausen) herbeigeführt werden.

▶ Bei Personen mit lediglich mäßiggradiger Verringerung der Knochendichte ohne relevante Sturzrisikofaktoren soll die Knochenfestigkeit komplex, intensiv und variabel über alle Knochenfaktoren beeinflusst werden. Eine Berücksichtigung koordinativer und funktioneller Aspekte, wie bspw. Tai-Chi, HI-Aerobic, Kraftübungen mit relevanter Gleichgewichtskomponente, kann Fähigkeiten, die in Zusammenhang mit Stürzen gesehen werden, auf hohem Niveau halten.

4.1.2 Sekundärprävention von Frakturen

4.1.2.1 Personen mit deutlich herabgesetzter Knochendichte im Sinne einer Osteoporose ohne klinische Manifestation und ohne relevant erhöhtes Sturzrisiko

Aufgrund der geringeren Knochenfestigkeit und dadurch erhöhter Frakturgefährdung gelten die oben aufgeführten Empfehlungen für diese Personengruppe trotz desselben Trainingsziels („Erhalt/Erhöhung der Knochenfestigkeit") nur noch bedingt. Hinzu kommt, dass diese Gruppe im Mittel ein höheres Lebensalter und ein höheres Verletzungsrisiko muskulärer Strukturen aufweist. Im Bereich der gewichtstragenden Belastung empfehlen wir Trainingsinhalte mit moderaten Bodenreaktionskräften/Impact. Schnelles Gehen, Laufen, Tanzen, (Low Impact) Aerobic oder geeignete Spielformen (Milanovic et al., 2022) können als sicher applizierbare Bewegungstypen uneingeschränkt durchgeführt werden. Bestenfalls niedrig-intensive Sprungformen (bspw. Absprung mit Landung auf höherem Niveau) können erwogen werden, während (hoch)intensive Sprungformen, die Tiefsprünge einschließen, nicht mehr zum Einsatz kommen sollten. Wird das Training im Rahmen einer wasserbasierten Trainingsmaßnahme („Wassergymnastik") durchgeführt, können auch intensivere Sprungformen wie bspw. ein „counter movement jump" mit maximaler Absprungleistung sicher appliziert werden. Das Kraft-/Schnellkrafttraining für diese Gruppe orientiert sich weitestgehend an den obigen Empfehlungen. Wir raten allerdings nach Möglichkeit zu einem Training an Kraftgeräten, bei dem auch relativ hohe Lasten und schnelle Bewegungsausführung durch die Möglichkeit geführter Bewegungsausführung mit geringerem Verletzungsrisiko durchgeführt werden können. Ein mit moderater Intensität durchgeführtes funktionelles Training der Kraft- und Schnellkraft kann das Gerätetraining ergänzen. Übungen mit hoher oder schnellkräftiger Rückenextensions-/Flexionsbelastung sind zu unterlassen, um vertebrale Frakturen auszuschließen (Kap. 5). Wie innerhalb der Primärprävention von Frakturen liegt der Trainingsschwerpunkt somit klar auf der positiven Beeinflussung der Knochenfestigkeit. Allerdings erscheint es angesichts des im Mittel höheren Lebensalters und möglicherweise bereits vorliegenden Defiziten im Bereich der koordinativen Fähigkeiten (noch) ohne wesentlich erhöhte Sturzrelevanz angemessen, diesem Bereich eine etwas höhere Bedeutung beizumessen. Durch verstärkte Berücksichtigung koordinativer Aspekte bei knochenrelevanten Trainingsinhalten wie „Tanzen", „Aerobic" und „Spielformen" sowie durch ein funktionelles Kraft-/Schnellkrafttraining der unteren Extremitäten können Trainingsreize mit positivem Einfluss auf Sturzrisikofaktoren (Kenny et al., 2001) zeiteffektiv und relativ beiläufig appliziert werden.

▶   Bei Personen mit deutlicher Verringerung der Knochendichte ohne relevante Sturzrisikofaktoren soll die Knochenfestigkeit komplex und variabel, aber deutlich weniger intensiv als innerhalb der Primärprävention, über alle Knochenfaktoren beeinflusst werden. Wir empfehlen eine etwas ausgeprägtere Berücksichtigung koordinativer und funktioneller Aspekte (s. oben), um Fähigkeiten, die in Zusammenhang mit Stürzen gesehen werden, auf möglichst hohem Niveau zu halten.

4.1.2.2 Personen mit deutlich herabgesetzter Knochendichte im Sinne einer Osteoporose ohne Fraktur, aber mit wesentlichen Sturzrisikofaktoren

Ohne entsprechende Zahlen nennen zu können, schätzen wir diese Kategorie als die wohl personenstärkste Risikogruppe im Bereich der Frakturprophylaxe ein. In Abhängigkeit von Knochendichtereduktion, körperlicher Leistungsfähigkeit und Sturzrisiko sind knochen- und sturzrelevante Größen gleichberechtigte Ziele des Trainingsprotokolls.[3] Die oben empfohlenen Trainingsinhalte zur Verbesserung der Knochenfestigkeit, die auch für diese Gruppe gelten, müssen die erhöhte Sturzgefährdung der Gruppe zwingend berücksichtigen. Dies gilt insbesondere für Weight-bearing-Inhalte, bei denen ein Sturz aus dem Stand insbesondere zur Seite (Abschn. 3.4.3) leider nie völlig ausgeschlossen werden kann. Durch angemessene Übungsauswahl, erhöhten Supervisionsgrad, Beachtung von Sicherungsaspekten (bspw. Partnerhilfe) oder Modifikation der Übungsausführung oder des Regelwerks kann bspw. bei Spielformen, Aerobic oder Tanzen eine relevante Verringerung des Sturzrisikos ohne Reduktion mechanischer Belastungsgrößen problemlos realisiert werden. Im Bereich des Krafttrainings steigt die Relevanz eines funktionellen Trainings deutlich an. Die Durchführung eines schnellkräftig durchgeführten Krafttrainings der unteren Extremitäten gegen hohe Widerstände unter funktionellen Aspekten (bspw. auf instabiler Unterlage) ist unter Beachtung von Vorsichtsmaßnahmen möglich. Wir empfehlen, das funktionelle (Kraft-) Training lediglich mit leichtem bis moderatem Krafteinsatz und ausreichender

---

[3]In Abhängigkeit von Geschlecht, Lebensalter und Knochendichtereduktion kann in dieser Risikogruppe bereits eine pharmakologische Osteoporose-Therapie eingeleitet werden (DVO, 2017, 2023). Bei pharmakologischer Therapie mit Fokus auf die Knochenfestigkeit sollte eine Priorisierung sturzrelevanter Größen vorgenommen werden.

Sicherung durchzuführen. Durch die zeitliche Berücksichtigung eines dedizierten Trainings der Gleichgewichtsfähigkeit empfehlen wir bei paralleler Durchführung mehrerer Trainingsinhalte das zeiteffektive Einsatztraining unter besonderer Berücksichtigung der unteren Extremitäten. Nach initialer Erwärmungsphase mit vergleichsweise unspezifischen Trainingsinhalten/Übungsformen wie Tanzen, Polka, LI-Aerobic und/oder geeigneten Spielformen ist noch vor der Krafttrainingssequenz ein spezifisches Training des Gleichgewichts mit kontinuierlichen, reaktiven und proaktiven Trainingsinhalten (Muehlbauer et al., 2012) zu berücksichtigen. Die Applikation von gerätegestütztem PTB, Stepping oder interaktivem kognitiv-motorischem Training (ICMT) verspricht dabei eine höhere Effektivität auf das Sturzereignis. Letztgenannte Verfahren sind vergleichsweise kostengünstig und können im Rahmen unterschiedlicher Trainingssettings eingesetzt werden. Die Dichte vergleichsweise kostenintensiver gerätegestützten PTB ist derzeit allerdings sehr gering und durch hohe Nachfrage realistischerweise nur in temporärem Abstand bspw. im Rahmen eines Blocktrainings nutzbar. Aufgrund der berichteten hohen Zeiteffektivität und überdauernder Trainingseffekte (Okubo et al., 2017; Pai et al., 2014) könnten intermittierend eingesetzte PTB Trainingsreize allerdings zu vergleichbar hohen Effekten führen wie eine kontinuierlicher Applikation.

▶   Der Aspekt der Sturzprophylaxe, Impactreduktion bei Sturz und Sicherheit der Trainingsmaßnahme gewinnt in dieser Gruppe zunehmend an Bedeutung. Wir empfehlen Trainingsinhalte auszuwählen, die Synergieeffekte auf mehrere Trainingsziele haben können (bspw. funktionelles Krafttraining, Tai-Chi, Polka), um im supervisierten Training ausreichend Zeit für ein Training der Gleichgewichtsfähigkeit oder anderer spezifischer Trainingsmaßnahmen zur Sturzprophylaxe zuzulassen.

4.1.3 Tertiärprävention

4.1.3.1 Personen mit Osteoporose-assoziierten Frakturen und multiplen und/oder ausgeprägten Sturzrisikofaktoren

Die oben genannten Empfehlungen zur Verbesserung der Knochenfestigkeit gelten bei erhöhten Vorsichtsmaßnahmen aufgrund des angestiegenen Risikos weiterer Frakturen grundsätzlich auch für diese Risikogruppe. Bei Personen mit vorliegenden Osteoporose-assoziierten Frakturen wird im Allgemeinen eine pharmakologische Osteoporosetherapie zur Verbesserung der Knochenfestigkeit eingesetzt. Bei eingeleiteter pharmakologischer Therapie liegt die Priorität eines Trainings zur Sturzprophylaxe und Verbesserung des Sturzablaufs deutlich über der Relevanz eines Trainings zur Verbesserung der Knochenfestigkeit (Tab. 3.2). Diese Einschätzung wird durch die Ergebnisse aktueller Metaanalysen bestärkt (Born et al., 2022; Kaiser et al., 2023; Klotz et al., 2022; Schumm et al. 2023), dass nämlich bei kombinierter Intervention (körperliches Training und pharmakologische Osteoporosetherapie) keine wesentlichen additiven Effekte auf die Knochendichte verglichen mit isolierter pharmazeutischen Therapie zu erwarten sind.[4] Allerdings liegen für einige moderne pharmakologische Therapieoptionen wie bspw. Denosumab, Teriparatid oder Romosozumab keine entsprechenden Studien zumindest für ein konventionelles Training vor. Eine entsprechende Fokussierung auf die Trainingsziele „Reduktion der Sturzhäufigkeit" und „Verbesserung des Sturzablaufs" erscheint auch dadurch gerechtfertigt, dass zumindest für das erstgenannte Trainingsziel relevante Synergieeffekte eines sturzreduktionsorientierten funktionalen Kraft-/Schnellkraft-, Tai-Chi-, Stepping- und/oder Perturbationstrainings auf Größen der Knochenfestigkeit insbesondere aufgrund der herabgesetzten ossären Reizschwelle dieses Kollektivs erwartet werden dürfen. Ein Training zur Reduktion der Sturzhäufigkeit orientiert sich an den bereits oben genannten Empfehlungen. Die relative Reizhöhe des Schnellkrafttrainings sollte moderat bis hoch mit deutlicher Distanz zur muskulären Ausbelastung liegen. Übungen unter Rumpfextension und -flexion sollten bei vorliegenden Wirbelkörperfrakturen allenfalls mit niedriger Reizhöhe (<50 1RM) und bewusst langsamen Bewegungsgeschwindigkeiten (bspw. 3 s – 2 s – 3 s), nRM sowie ggf. eingeschränkter Bewegungsamplitude oder als niedrigintensive statische Belastung in unterschiedlichen Bereichen der ROM („range of motion") durchgeführt werden. Wir empfehlen, den funktionellen Teil des Krafttrainings mit bestenfalls moderater Reizhöhe in (sturz)sicherer Position durchzuführen und (nach Möglichkeit) Trainingsinhalte mit hoher Bewegungsgeschwindigkeit sicher und geführt im Rahmen eines geräteunterstützten Krafttrainings umzusetzen. Wirbelkörperfrakturen, die in dieser Risikogruppe gehäuft vorliegen, können zu einer ausgeprägten Hyperkyphose führen. Eine Aufrichtung durch ein gezieltes Krafttraining kann zu einer Entlastung der fehlgestellten bzw. irritierten Wirbelgelenke führen und die Kyphose-induziert erhöhte Sturzgefährdung (van der Jagt-Willems et al., 2015) signifikant positiv beeinflussen. Mehrere Untersuchungen belegen in diesem Zusammenhang, dass ein Rückenkrafttraining bei Menschen mit vertebralen Frakturen sicher und effektiv auch mit einfachen Trainingsmitteln durchgeführt werden kann (Preisinger et al., 1996; Sinaki et al., 2002). Neben einem zeiteffektiven Krafttrainingsprogramm sind Übungen zur Verbesserung des statischen (statisch-kontinuierlichen) und dynamischen (dynamisch-kontinuierlichen, proaktiven, reaktiven) Gleichgewichts Schwerpunkt der Trainingseinheit (Granacher et al., 2014). Flankierend zu konventionellen Trainingsinhalten kann ein (idealerweise) seitenalternierendes Vibrationstraining 1- bis 2-mal pro Woche empfohlen werden. Die isolierte Applikation eines heimbasierten Trainingsprotokolls, wie bspw. OEP, sehen wir als suboptimal an. Eine zusätzliche Implementierung von OEP und LiFE zu einem supervidierten Gruppentraining käme einem idealen Trainingsprogramm für diese Risikogruppe indes sehr nahe.

---

[4]Die einzige Ausnahme ist die Kombination aus Ganzkörper-Vibration (WBV) und einer Teriparatid(PTH 1-34)-Therapie, die zumindest für die Knochendichte an der LWS signifikant höhere Effekte zeigt als eine isolierte PTH-1-34-Gabe (Jepsen et al., 2019).

▶ Durch eine i. A. bereits implementierte pharmakologische Therapie mit positiven Effekten auf die Knochenfestigkeit kann der Schwerpunkt des körperlichen Trainings in dieser Gruppe auf der Sturzprophylaxe liegen. Synergieeffekte eines sturzreduktionsorientierten funktionalen Kraft-/Schnellkraft-, Tai-Chi-, Stepping- und/oder Perturbationstrainings können daneben relevanten Einfluss auf die Knochenfestigkeit nehmen. Ganz zentral ist es, durch geeignete Auswahl von Setting, Rahmenbedingungen des Trainings, Trainingsinhalte und Belastungskomposition die Sicherheit der Übungsmaßnahme zu gewährleisten.

4.1.3.2 Personen mit multiplen Osteoporose-assoziierten Frakturen, hohem Sturzrisiko und sehr geringer körperlicher Belastbarkeit

Für diese Risikogruppe steht ein Training zur Sturzreduktion und Minimierung möglicher Sturzfolgen absolut im Vordergrund. In noch stärkerem Umfang als für die vorhergehende Risikogruppe erfolgt i. A. eine leitliniengerechte pharmakologische Osteoporose-Therapie mit hocheffektiven knochenanabolen Substanzen wie Teriparatid, oder Romozumab. Trainingswirksame Reize zur Verbesserung der Knochenfestigkeit sind aufgrund der geringen Leistungsfähigkeit und des hohen Frakturrisikos kaum noch sicher und sinnvoll applizierbar. Eine weitere Besonderheit dieser Gruppe von Menschen mit hohem Sturzrisiko, multiplen vertebralen und extravertebralen Frakturen (häufig inklusive Hüftfrakturen) und entsprechend geringer körperlicher Leistungsfähigkeit ist, dass sie eines hohen Individualisierungs- und Supervisionsgrades bedürfen, um ein sicheres und effektives Training zu gewährleisten. Insofern kommt ein intensives „landbasiertes" Gruppentraining für diese Gruppe nur noch bedingt in Frage, während ein Training im Wasser, auch bei lediglich moderatem Supervisionsgrad, grundsätzlich sicher durchgeführt werden kann. Im Gegensatz zu positiven Effekten von wasserbasierten Programmen auf die Knochendichte (Abschn. 3.3.1.5.3) spricht eine aktuelle Metaanalyse trotz positiver Studiendaten für Sturzrisikofaktoren derzeit allerdings keine klare Empfehlung für die Durchführung von Wassergymnastik-Programmen im Bereich der Sturzprophylaxe aus (Martinez-Carbonell Guillamon et al., 2019). Ein wesentlicher Grund für diese Zurückhaltung ist die überwiegend inadäquate sturzspezifische Ausrichtung vieler Protokolle. Angesichts geringer Gelenkbelastungen, schmerzlindernder Wirkung (Falagas et al., 2009; Hinman et al., 2007), vernachlässigbarer Sturz- und Verletzungsgefahr (Vorsicht durch Rutschgefahr beim Transfer in das Becken!) und sozialer Aspekte halten wir trotz der oben aufgeführten Limitation Wassergymnastik als Gruppenangebot für eine geeignete Trainingsoption für diese Frakturrisikokategorie. Parallel dazu ist ein idealerweise gut eingeführtes und regelmäßig supervidiertes Heimprogramm wie bspw. das Otago Exercise Program (Campbell et al., 1999; Gardner et al., 2001) mit Fokus auf Übungen zur Kräftigung und Verbesserung der Gleichgewichtsfähigkeit ohne Walking-

Komponente zu empfehlen. Unabhängig von Frakturrisikofaktoren und davon abgeleiteten Trainingszielen ist in diesem (in mehrerer Hinsicht) Hochrisikokollektiv das Ziel ein Mindestmaß an körperlicher Leistungsfähigkeit sowie an Bewegungssicherheit zu erhalten bzw. wiederherzustellen, schon alleine, um eine weitgehend selbstständige Lebensführung zu gewährleisten.

▶   Ein Training dieser vulnerablen Gruppe bedarf eines hohen Individualisierungs- und Supervisionsgrades. Ein wasserbasiertes Training und geeignetes Heimtrainingsprogramm sollte bei vernachlässigbarer Sturz- und Verletzungsgefahr neben der positiven Beeinflussung von Frakturrisikofaktoren ein Mindestmaß an körperlicher Leistungsfähigkeit und Bewegungssicherheit erhalten/wiederherstellen, um den Herausforderungen des Alltags zu genügen.

Kontraindikationen für ein körperliches Training zur Frakturprophylaxe

5

Betrachtet man die Vielzahl der unterschiedlichen Trainingsoptionen im Spannungsfeld der Frakturprophylaxe, so ist unabhängig von Trainingsziel und individuellem Status kaum eine Konstellation an Risikofaktoren vorstellbar, die ein körperliches Training absolut kontraindizieren könnte. Ein Training mit angepassten Trainingsinhalten und -methoden kann bei Beachtung von Vorsichtsmaßnahmen insofern für jede der oben beschriebenen Gruppen/Risikokategorien sicher und sinnvoll angewandt werden.

Bei Menschen mit einer herabgesetzten Knochenfestigkeit muss stets beachtet werden, dass die Belastbarkeit der knöchernen Strukturen reduziert und damit das Risiko für trainingsinduzierte Überlastungen und Frakturen grundsätzlich erhöht ist. Dies gilt insbesondere für Wirbelkörperfrakturen, die bei Trainingsbelastungen mit hoher Reizintensität und/oder schneller Bewegungsausführung möglich sind. Je höher der Osteoporosegrad, desto bewusster sollte daher die Übungsauswahl und Belastungskomposition erfolgen.

In der Primärprävention von Frakturen bestehen kaum über allgemeine Trainingsempfehlungen hinausgehende Beschränkungen. Als einzige Empfehlung ist zu nennen, dass eine komplette muskuläre Ausbelastung im Übungssatz (Steele et al., 2017) unterlassen werden kann/sollte. Dies ist allerdings eine reine Vorsichtsmaßnahme; mehrere Untersuchungen belegen die Sicherheit von Übungsprotokollen mit ausbelasteter Wiederholungsleistung bei weitgehend knochengesunden postmenopausalen Frauen (Kemmler et al., 2015b) oder Männern in höherem Lebensalter (Kemmler et al., 2020) – zumindest bei entsprechend periodisierten Übungsprotokollen mit intermittierenden Regenerationsphasen und ausreichend langem Konditionierungszeitraum. Da muskuläre Ausbelastung nicht in Zusammenhang mit höheren Effekten auf die Knochenfestigkeit steht, ist ein ausbelasteter Übungssatz, der eine hohe individuelle Motivation voraussetzt, allerdings schlicht nicht nötig.

Wesentlich mehr Vorsichtsmaßnahmen für ein Körpertraining gelten für Menschen mit deutlich erhöhter Frakturgefährdung durch eine hochgradige Reduktion der Knochenfestigkeit oder bereits vorliegenden Frakturen. So sind Trainingsinhalte wie insbesondere Sprungformen, die zu einer intensiven Stoßbelastung der Wirbelsäule führen, kontraindiziert. Übungen mit hohen Kompressionsbelastungen der Wirbelkörper, wie sie bei einem Rückenkrafttraining mit hoher mechanischer Belastung vorkommen, sind ebenfalls absolut unangemessen. Das Risiko für Impressionsfrakturen der Wirbelkörper ist in flektierter Position der Wirbelsäule besonders hoch. Bei Übungen oder Übungsgeräten, bei denen in sitzender Position aus flektierter Position gegen einen Widerstand im Bereich des oberen Rückens gearbeitet wird, sollte daher mit niedriger bis maximal moderater Reizhöhe und langsamer Bewegungsgeschwindigkeit gearbeitet werden. Eine zusätzliche individualisierte Modifikation der Bewegungsausführung bspw. durch Verringerung der Bewegungsamplitude reduziert das Restrisiko einer Wirbelkörperfraktur nochmals deutlich. Flexion/Extension der Wirbelsäule unter Entlastung wie bei den Übungen „Katzenbuckel/Pferderücken" oder „Rückenschaukel" sind im Hinblick auf Verletzungen oder Frakturen der Wirbelsäule hingegen unproblematisch. Dies gilt ebenfalls für Rotationsbelastungen der Wirbelsäule, die mit niedriger Reizhöhe und Bewegungsgeschwindigkeit durchgeführt werden sollten. Individuell können Rotationsbewegungen aufgrund von Instabilitäten oder Wirbelgleiten als unangenehm oder schmerzhaft empfunden werden und sollten in diesem Fall unterbleiben.

Nach einer Wirbelkörperfraktur kann bei nachlassendem Schmerzniveau, ärztlicher Freigabe und in Absprache mit dem Therapeuten bereits 4–12 Wochen nach der vertebralen Fraktur ein individualisiertes (physio-/bewegungstherapeutisch ausgerichtetes) Trainingsprogramm begonnen werden (Ponzano et al., 2023). Eine Kombination der angeleiteten Trainingsmaßnahme mit dem Einsatz multifunktionaler, wirbelsäulenaufrichtender Spinalorthesen, für die signifikant positive Effekte auf Rückenschmerzen, Muskelkraft und hyperkyphotische Haltung (Hyperkyphose) vorliegen, kann empfohlen werden. Dies gilt sowohl bei akuten (Pfeifer et al., 2004; Pfeifer et al., 2011) wie auch insbesondere bei länger zurückliegenden vertebralen Frakturen (Alin et al., 2020; Hettchen et al., 2022).

Insbesondere in fortgeschrittenem Stadium manifester Osteoporose kommen Kontraindikationen, die mit Problematiken von Endoprothesen verbunden sind, erhöhte Bedeutung zu. Stoßbelastungen oder schnelle Richtungsänderungen, wie sie bspw. bei Sprüngen oder Spielformen stattfinden, sind bei Knie- und Hüftendoprothesen kontraindiziert. Übungen, die zu einer Rotationsbelastung der Prothese führen, sind bei Trägern von Knie- und Hüftendoprothesen ebenfalls zu unterlassen. Das Risiko der Luxation eines künstlichen Hüftgelenks wird allerdings oft überschätzt. Tatsächlich können 3 Monate nach dem operativen Eingriff achsengerechte Bewegungsübungen endgradig durchgeführt werden. Im Gegensatz dazu bergen insbesondere Übungen mit kombinierter Flexion-Adduktion-Innenrotation (bspw. bei Dehnung des M. piriformis) durch eine Hebelwirkung das Risiko einer Hüftluxation.

Mit Fokus auf das Trainingsziel „Sturzreduktion" müssen insbesondere bei Menschen mit deutlich erhöhtem Sturzrisiko Vorsichtsmaßnahmen getroffen werden, die einen Sturz während der Übungsausführung weitmöglichst ausschließen. Bei Trainingsmaßnahmen mit hohem apparativem Aufwand und enger Supervision, wie bspw. geräteunterstütztem PTB, ist dies deutlich einfacher möglich als bei multimodalen Interventionen, bspw. im Rahmen eines Gruppentrainings. Je näher sich das Körpertraining am Sturz selbst orientiert, umso höher müssen die Sicherheitsstandards liegen. Grundsätzlich bieten sich Sicherungsstrategien an, bei denen der Teilnehmer während des Sturzvorgangs über eine Vorrichtung aufgefangen werden kann. Kann diese Sicherungsmaßnahme nicht gewährleistet werden, was in der Trainingspraxis des Individual- wie auch Gruppentrainings wohl die Regel darstellt, bietet sich zur Sturzvermeidung eine Sicherung über stabil positionierte Gegenstände in unmittelbarer Reichweite an. Bei einer Sicherung im Rahmen eines Partner- bzw. Gruppentrainings ist nicht zuletzt durch geeignete Übungsinhalte und Zusammenstellung/Aufstellung/Gruppe/Partner zu gewährleisten, dass der Sichernde in der Lage ist, den Sturz des Partners zu verhindern, ohne selbst Schaden zu nehmen. Daneben empfiehlt es sich, durch geeignete Maßnahmen die Impacteinwirkung bei einem vorkommenden Sturz (insbesondere auf die Hüftregion) zu minimieren. Dies kann über einen entsprechend dämpfenden Bodenbelag (Matten) und/oder, bei besonders frakturgefährdeten Kollektiven, über Hüft- und Wirbelsäulenprotektoren sichergestellt werden.

Neben Osteoporosegrad und Sturzhäufigkeit steigt mit höherem Lebensalter auch das Risiko für kardiovaskuläre und kardiometabolische Beschwerden, Risikofaktoren und Erkrankungen überproportional an. Bestehen schwerwiegende kardiovaskuläre und/oder kardiometabolische Erkrankungen vor dem Hintergrund erhöhter Frakturgefährdung, kann über eine sinnvolle Auswahl geeigneter Trainingsinhalte und -methoden relativ problemlos und zeiteffektiv Einfluss auf beide Risikocluster genommen werden. Aspekte wie hohe Reizintensität (ohne Ausbelastung) mit ausreichenden Erholungsphasen durch Intervalltraining, wie in den gewichtstragenden Sequenzen eines Trainingsprotokolls zur Erhöhung der Knochenfestigkeit beschrieben (Abschn. 4.1.2.1), werden auch innerhalb der kardiologischen Rehabilitation sicher und effektiv eingesetzt (Guiraud et al., 2012; Weston et al., 2013). Auch ein intensitätsorientiertes progressives Krafttraining gilt als effektive Intervention zur Reduktion kardiovaskulärer und kardiometabolischer Risikofaktoren (McLeod et al., 2022). Kurze intensive Belastung mit angemessener Distanz zur muskulären Ausbelastung und einer Reizdauer von 20–30 s, respektive einer Reizhäufigkeit von weniger als 10 Wiederholungen, werden auch in der kardiologischen Rehabilitation von Herzpatienten als risikolos angesehen (Schwan, 2010). Kurze Pausen innerhalb eines Übungssatzes (vgl. Abschn. 3.3.3.7) führen ebenfalls zu geringerer Blutdruckreaktion. Ein Training in gesicherter Position kann Komplikationen aufgrund erhöhter Schwindelgefahr und rascher Ermüdung vorbeugen. Während des Trainings sollte auf eine den Bewegungsablauf unterstützende Atmung und eine Vermeidung der Pressatmung eingewirkt werden (Beck et al., 2016).

Ein wichtiger Aspekt vor dem Hintergrund von Kontraindikationen und Sicherheitsaspekten ist die Beobachtung, dass die Mehrzahl der Menschen mit deutlich erhöhtem Frakturrisiko oder bereits vorliegenden Frakturen in der Regel eher einer erhöhten Motivation als strikten Ge- und Verboten bedarf. Sturz- und Bewegungsangst sind bei älteren Menschen mit manifester Osteoporose und hohem Sturzrisiko besonders häufig anzutreffen und sehr ausgeprägt (Ponzano et al., 2021). Die Betroffenen haben oft das Vertrauen in ihre Belastbarkeit verloren und halten sich häufig auch noch lange nach dem Ereignis an die Belastungs- und Verhaltensmaßregeln der Akutphase. Durch das erfolgreiche Bewältigen von Bewegungsaufgaben kann Angst abgebaut, Selbstvertrauen/Selbstwirksamkeit gewonnen und eine realistische Einschätzung der Leistungsfähigkeit erlangt werden.

▶ Bei einem individualisierten Training ist kaum eine Konstellation von Risikofaktoren vorstellbar, bei der ein körperliches Training ineffektiv oder gar kontraindiziert wäre. Bei ausreichender Beachtung von Vorsichtsmaßnahmen ist ein körperliches Training zumindest für die oben beschriebenen Risikogruppen stets sicher und sinnvoll applizierbar.

Geeignete Trainingsangebote für ein körperliches Training zur Frakturprophylaxe

Die überwiegend leistungsfähige Gruppe von Personen mit erhöhtem Knochenumbau, maximal mäßiggradiger Verringerung der Knochendichte (Osteopenie) und vernachlässigbarem Sturzrisiko benötigt aus unserer Sicht keine spezifischen Trainingsangebote zur Frakturprophylaxe. Grundsätzlich kommt für diese Menschen eine Vielzahl von sportlichen Angeboten in Betracht. Wir empfehlen, ein gut ausgestattetes gesundheitsorientiertes Fitnessstudio oder einen entsprechenden Sportverein zu wählen. Durch die Möglichkeit der Kombination von Sportspielen (bspw. Badminton, Squash, Volleyball), supervidierten Kursen mit gewichtstragender Belastung (HIIT, HI-Aerobic, Tai-Chi), funktionellem Krafttraining ggf. als Kursangebot, überwachtem Gerätetraining sowie ggf. der Möglichkeit eines WBV-Trainings können definitiv knochenwirksame Reize gesetzt werden. Trainingsmethodisch passend wäre bspw. ein zweimaliges Training/Woche mit den Inhalten HI-Aerobic und dynamisches Krafttraining sowie eine TE/Woche „Badminton" oder „Volleyball" oder zwei TE von 15 min Vibrationstraining. Regelmäßige Belastungsvariationen und eine Progression der Belastung im Verlauf müssen dabei vom Trainierenden selbst berücksichtigt und in enger Kooperation mit dem oft hochqualifizierten Personal dieser Übungsstätten umgesetzt werden.

Für den Bereich der Sekundär- oder Tertiärprävention liegen strukturierte Trainingsangebote unter konsistenter Supervision bereits vor. Für Menschen, denen bezüglich Sturzgefährdung, Gruppentauglichkeit (Gross et al., 2020; Jansen et al., 2021) und ggf. Transfer zur Übungsstätte ein supervidiertes Training im Gruppenrahmen möglich ist, kommen Angebote zur Sturzprophylaxe als förderfähige Maßnahme des Leitfadens Prävention der gesetzlichen Krankenkassen (§ 20, SGB V) (Jansen et al., 2021) oder Rehabilitationssport/Funktionstraining für Osteoporose-Erkrankte nach § 64 SGB IX (BAR 2011, SGB_IX 2019) ebenfalls als Leistung der GKV in Frage.

W. Kemmler et al., *Sport, körperliches Training und Osteoporose*, https://doi.org/10.1007/978-3-662-68064-3_6

Rehabilitationssport (RS) und Funktionstraining (FT) werden nach ärztlicher Verordnung durch die Rehabilitationsträger (meist GKV) bewilligt und sind für die Teilnehmer kostenfrei. Das Training findet in nach bundesweit einheitlichen Kriterien anerkannten RS- und FT-Gruppen statt. Ausrichter können Therapie-/Gesundheitszentren, Selbsthilfegruppen, Sportvereine, Fitnessstudios oder Physiotherapiepraxen sein, die einer Überprüfung der Rehabilitationsträger unterliegen. Orthopädische Gruppen sind auf max. 15 Personen beschränkt, die Leitung der Gruppe obliegt einem lizenzierten Übungsleiters. Die Verordnungsanzahl kann bei bis zu 3 Übungsveranstaltungen/Woche liegen, die Mindestdauer einer RS-TE liegt generell bei 45 min, im FT bei 30 min bzw. 15 min (FT im Wasser) (BAR, 2022). Besonders relevant ist die hohe Anzahl und Dichte an Sportgruppen im Spannungsfeld „Osteoporose" (ca. 15.000) (Beck & Sahar, 2020), die ein relativ flächendeckendes Angebot gewährleistet. Ein 18-monatiger RCT, der sich strikt an den Rahmenbedingungen des RS orientierte, zeigt signifikant positive Effekte auf Knochendichte und Sturzgrößen bei über 65-jährigen Frauen (Kemmler, von Stengel, Engelke et al., 2010) und belegt somit die grundsätzliche Effektivität von RS im Spannungsfeld des „Sports mit Osteoporose-Erkrankten". Eine Überprüfung der Effektivität ausgewählter Rehabilitationsport- und Funktionstrainingsgruppen Osteoporose „im Feld" liegt indes nicht vor und reduziert die Evidenz für die flächendeckende Effektivität dieser Angebote deutlich.

Strukturierte Trainingsangebote zur Sturzprävention im Gruppensetting im Rahmen des § 20 SGB V werden leider deutlich weniger flächendeckend angeboten. Die Dauer dieser Präventionskurse, die einer Zertifizierung durch die zentrale Prüfstelle Prävention bedürfen, liegt mit 8–12 Wochen (i. d. R. 2-mal pro Jahr) unter dem Verordnungsumfang/-zeitraum des RS (50 TE) und insbesondere des Funktionstrainings (bis zu 24 Monate); der Trainingsumfang beträgt 1–2 TE von 45–90 min/Woche. Die Leitung der Gruppe obliegt grundsätzlich einschlägig beruflich Vorgebildeten mit Zusatzqualifikationen. Eine Überschneidung zum RS, FT ubesteht in der maximalen Gruppengröße sowie dem Ausschluss überwiegend gerätegestützter Bewegungsangebote. Nach Vorfinanzierung des Präventions-Angebots durch den Teilnehmer erfolgt nach ausreichend häufiger Teilnahme eine großteilige, im Einzelfall volle Kostenrückerstattung durch die GKV. Eine Liste von zertifizierten Präventionsangeboten zur Sturzprophylaxe nennt die Bundesinitiative Sturzprävention (Jansen et al., 2021). Es sind dies: (1) Das Programm *„Sturzprävention"* der Landessportbünde; (2) *„Standfest im Alter"* (Freiberger et al., 2012); (3) *„Standfest und Stabil"* des Deutschen Turner Bundes; (4) *„Standfest im Alltag"* der Fachkliniken für Geriatrie in Radeburg; (5) *„Trittsicher durchs Leben"* ein Angebot der Sozialversicherung für Landwirtschaft, Forsten und Gartenbau mit überwiegend „Otago" (OEP)-basiertem Bewegungsprogramm (Gardner et al., 2001).

▶ Rehabilitationssport und Funktionstraining sind grundsätzlich geeignete Trainingsangebote für ein ambulantes Training im Gruppenrahmen im Spannungsfeld der „Osteoporose-Erkrankung". Daneben existieren dedizierte Trainingsangebote zur Sturzprophylaxe, die leider (noch) nicht in gleichem Maße flächendeckend implementiert sind.

Für Menschen, für die ein Gruppenangebot nicht infrage kommt (Gross et al., 2020; Jansen et al., 2021) bzw. die an aushäusigen Angeboten zur Osteoporoseprävention und/oder Sturzprophylaxe nicht teilnehmen können, liegen derzeit keine Angebotsstrukturen oder gesetzliche Regelungen zu Einzelangeboten vor (Gross et al., 2020). Zertifizierte Online– oder Remote-Formate für ein eng angeleitetes und konsequent supervidiertes Heimtraining könnten zukünftig diese Lücke kosteneffizient schließen. Mit der gestiegenen Bereitschaft und Kompetenz zu Digitalisierung und Nutzung neuer Formate innerhalb großer Teile der älteren Bevölkerung wäre zumindest die technologische Barriere für diese Formate deutlich reduziert.

Literatur

Abercromby, A. F., Amonette, W. E., Layne, C. S., McFarlin, B. K., Hinman, M. R., & Paloski, W. H. (2007). Variation in neuromuscular responses during acute whole-body vibration exercise. *Medicine and Science in Sports and Exercise, 39*(9), 1642–1650.

Al Masud, A., Shen, C., & Chyu, M. (2022). On the Optimal Whole-Body Vibration Protocol for Muscle Strength. *Biomechanics, 2*(4), 547–561.

Alberton, C. L., Tartaruga, M. P., Pinto, S. S., Cadore, E. L., Antunes, A. H., Finatto, P., et al. (2013). Vertical ground reaction force during water exercises performed at different intensities. *International Journal of Sports Medicine, 34*(10), 881–887.

Alin, C. K., Frisendahl, N., Kronhed, A. G., & Salminen, H. (2020). Experiences of using an activating spinal orthosis in women with osteoporosis and back pain in primary care. *Archives of Osteoporosis, 15*(1), 171.

Amaro-Gahete, F. J., De-la, O. A., Jurado-Fasoli, L., Ruiz, J. R., Castillo, M. J., & Gutierrez, A. (2019). Effects of different exercise training programs on body composition: A randomized control trial. *Scandinavian Journal of Medicine and Science in Sports, 29*(7), 968–979.

Amboni, M., Barone, P., & Hausdorff, J. M. (2013). Cognitive contributions to gait and falls: Evidence and implications. *Movement Disorders, 28*(11), 1520–1533.

Ammann, P., & Rizzoli, R. (2003). Bone strength and its determinants. *Osteoporosis International, 14*(3), S13-18.

Anstey, K. J., Wood, J., Kerr, G., Caldwell, H., & Lord, S. R. (2009). Different cognitive profiles for single compared with recurrent fallers without dementia. *Neuropsychology, 23*(4), 500–508.

Aoyagi, K. (1998). Falls among community dwelling elderly in Japan. *Journal of Bone and Mineral Research, 14*, 1468–1474.

Arkkukangas, M., Stromqvist Baathe, K., Ekholm, A., & Tonkonogi, M. (2022). High Challenge Exercise and Learning Safe Landing Strategies among Community-Dwelling Older Adults: A Randomized Controlled Trial. *Int J Environ Res Public Health, 19* (12), 7370.

Babatunde, O. O., Forsyth, J. J., & Gidlow, C. J. (2012). A meta-analysis of brief high-impact exercises for enhancing bone health in premenopausal women. *Osteoporosis International, 23*(1), 109–119.

BAR. (2011). *(Bundesarbeitsgemeinschaft für Rehabilitation) Rahmenvereinbarung über den Rehabilitationssport und das Funktionstraining vom 01. Oktober 2003, i. d. F. vom 01. Januar 2011* Frankfurt a. M.

BAR. (2022). *(Bundesarbeitsgemeinschaft für Rehabilitation) Rehabilitationssport und Funktionstraining Rahmenvereinbarung.* Frankfurt a. M.

Barbalho, M., Gentil, P., Raiol, R., Del Vecchio, F. B., Ramirez-Campillo, R., & Coswig, V. S. (2018). High 1RM Tests Reproducibility and Validity are not Dependent on Training Experience, Muscle Group Tested or Strength Level in Older Women. *Sports (Basel), 6* (4), 171.

Bargiotas, I., Wang, D., Mantilla, J., Quijoux, F., Moreau, A., Vidal, C., et al. (2023). Preventing falls: The use of machine learning for the prediction of future falls in individuals without history of fall. *Journal of Neurology, 270*(2), 618–631.

Barry, D. W., & Kohrt, W. M. (2007). Acute effects of 2 hours of moderate-intensity cycling on serum parathyroid hormone and calcium. *Calcified Tissue International, 80*(6), 359–365.

Bassey, E. J., & Ramsdale, S. J. (1994). Increase in femoral bone density in young women following high-impact exercise. *Osteoporosis International, 4*(2), 72–75.

Bassey, E. J., Rothwell, M. C., Littlewood, J. J., & Pye, D. W. (1998). Pre- and postmenopausal women have different bone mineral density responses to the same high-impact exercise. *Journal of Bone and Mineral Research, 13*(12), 1805–1813.

Bean, J. F., Leveille, S. G., Kiely, D. K., Bandinelli, S., Guralnik, J. M., & Ferrucci, L. (2003). A comparison of leg power and leg strength within the InCHIANTI study: Which influences mobility more? *Journals of Gerontology. Series A, Biological Sciences and Medical Sciences, 58*(8), 728–733.

Beck, B. R., Daly, R. M., Singh, M. A., & Taaffe, D. R. (2016). Exercise and Sports Science Australia (ESSA) position statement on exercise prescription for the prevention and management of osteoporosis. *Journal of Science and Medicine in Sport, 20*(5), 438–445.

Beck, L., & Sahar, J. (2020). Rehabilitationssport und Funktionstraining als Vehikel für ein körperliches Training für Osteoporose-Betroffene – *Grundlagen, Perspektiven und Limitationen. Osteologie, 29*(3), 227–230.

Beckwee, D., Delaere, A., Aelbrecht, S., Baert, V., Beaudart, C., Bruyere, O., et al. (2019). Exercise Interventions for the Prevention and Treatment of Sarcopenia. A Systematic Umbrella Review. *J Nutr Health Aging, 23* (6), 494–502.

Bergmann, G., Deuretzbacher, G., Heller, M., Graichen, F., Rohlmann, A., Strauss, J., et al. (2001). Hip contact forces and gait patterns from routine activities. *Journal of Biomechanics, 34*(7), 859–871.

Beyer, N., Simonsen, L., Bulow, J., Lorenzen, T., Jensen, D. V., Larsen, L., et al. (2007). Old women with a recent fall history show improved muscle strength and function sustained for six months after finishing training. *Aging Clinical and Experimental Research, 19*(4), 300–309.

Bischoff-Ferrari, H. A., Freystatter, G., Vellas, B., Dawson-Hughes, B., Kressig, R. W., Kanis, J. A., et al. (2022). Effects of vitamin D, omega-3 fatty acids, and a simple home strength exercise program on fall prevention: The DO-HEALTH randomized clinical trial. *American Journal of Clinical Nutrition, 115*(5), 1311–1321.

Bischoff-Ferrari, H. A., Vellas, B., Rizzoli, R., Kressig, R. W., da Silva, J. A. P., Blauth, M., et al. (2020). Effect of Vitamin D Supplementation, Omega-3 Fatty Acid Supplementation, or a Strength-Training Exercise Program on Clinical Outcomes in Older Adults: The DO-HEALTH Randomized Clinical Trial. *JAMA, 324*(18), 1855–1868.

Black, D. M., Delmas, P. D., Eastell, R., Reid, I. R., Boonen, S., Cauley, J. A., et al. (2007). Once-yearly zoledronic acid for treatment of postmenopausal osteoporosis. *New England Journal of Medicine, 356*(18), 1809–1822.

Bloeckl, J., Raps, S., Weineck, M., Kob, R., Bertsch, T., Kemmler, W., et al. (2022). Feasibility and Safety of Whole-Body Electromyostimulation in Frail Older People-A Pilot Trial. *Frontiers in Physiology, 13*, 856681.

BMU. (2020). Anforderungen an den Erwerb der Fachkunde für Anwendungen nichtionisierender Strahlungsquellen am Menschen, *Gemeinsame Richtlinie des Bundes und der Länder, mit Ausnahme des Landes Sachsen-Anhalt, zur Verordnung zum Schutz vor schädlichen Wirkungen nichtionisierender Strahlung bei der Anwendung am Menschen (NiSV)*. Bonn: Bundesanzeiger Verlag.

BMU. (2019). *Verordnung zum Schutz vor schädlichen Wirkungen nichtionisierender Strahlung bei der Anwendung am Menschen (NiSV) (Vol. Teil I Nr. 41)*. Bonn: Bundesanzeiger Verlag.

Boisgontier, M. P., Beets, I. A., Duysens, J., Nieuwboer, A., Krampe, R. T., & Swinnen, S. P. (2013). Age-related differences in attentional cost associated with postural dual tasks:

Increased recruitment of generic cognitive resources in older adults. *Neuroscience and Biobehavioral Reviews, 37*(8), 1824–1837.

Bolton, D. A. E., & Richardson, J. K. (2022). Inhibitory Control and Fall Prevention: Why Stopping Matters. *Frontiers in Neurology, 13*, 853787.

Borde, R., Hortobagyi, T., & Granacher, U. (2015). Dose-Response Relationships of Resistance Training in Healthy Old Adults: A Systematic Review and Meta-Analysis. *Sports Medicine (Auckland, N. Z.), 45*(12), 1693–1720.

Börjesson, M., Hellenius, M. L., Jansson, E., Karlson, J., Leijon, M., Staehle, A., et al. (2010). *Physical Activity in the Prevention and Treatment of Disease.* Stockholm: Swedish Institute of Health.

Born, C., Jakob, F., Shojaa, M., Kohl, M., von Stengel, S., Kerschan-Schindl, K., et al. (2022). Effects of hormone therapy and exercise on bone mineral density in healthy women - A systematic review and meta-analysis. *J Clin Endocrinol Metab*, 107(8):2389-2401.

Brahms, C. M., Hortobagyi, T., Kressig, R. W., & Granacher, U. (2021). The Interaction between Mobility Status and Exercise Specificity in Older Adults. *Exercise and Sport Sciences Reviews, 49*(1), 15–22.

Bruce, J., Hossain, A., Lall, R., Withers, E. J., Finnegan, S., Underwood, M., et al. (2021). Fall prevention interventions in primary care to reduce fractures and falls in people aged 70 years and over: The PreFIT three-arm cluster RCT. *Health Technology Assessment, 25*(34), 1–114.

Burr, D. B., Milgrom, C., Fyhrie, D., Forwood, M., Nyska, M., Finestone, A., et al. (1996). In vivo measurement of human tibial strains during vigorous activity. *Bone, 18*(5), 405–410.

Campbell, A. J., Robertson, M. C., Gardner, M. M., Norton, R. N., & Buchner, D. M. (1999). Falls prevention over 2 years: A randomized controlled trial in women 80 years and older. *Age and Ageing, 28*(6), 513–518.

Caristia, S., Campani, D., Cannici, C., Frontera, E., Giarda, G., Pisterzi, S., et al. (2021). Physical exercise and fall prevention: A systematic review and meta-analysis of experimental studies included in Cochrane reviews. *Geriatric Nursing, 42*(6), 1275–1286.

Chen, S. C., Lai, C. H., Chan, W. P., Huang, M. H., Tsai, H. W., & Chen, J. J. (2005). Increases in bone mineral density after functional electrical stimulation cycling exercises in spinal cord injured patients. *Disability and Rehabilitation, 27*(22), 1337–1341.

Chotiyarnwong, P., McCloskey, E., Eastell, R., McClung, M. R., Gielen, E., Gostage, J., et al. (2020). A Pooled Analysis of Fall Incidence From Placebo-Controlled Trials of Denosumab. *Journal of Bone and Mineral Research, 35*(6), 1014–1021.

Ciaccioni, S., Pesce, C., Capranica, L., & Condello, G. (2021). Effects of a judo training program on falling performance, fear of falling and exercise motivation in older novice judoka. *Ido Movement for Culture. Journal of Martial Arts Anthropology, 21* (3), 9–17.

Claudino, J. G., Afonso, J., Sarvestan, J., Lanza, M. B., Pennone, J., Filho, C. A. C., et al. (2021). Strength Training to Prevent Falls in Older Adults: A Systematic Review with Meta-Analysis of Randomized Controlled Trials. *J Clin Med, 10* (14), 3184.

Collado-Mateo, D., Lavin-Perez, A. M., Penacoba, C., Del Coso, J., Leyton-Roman, M., Luque-Casado, A., et al. (2021). Key Factors Associated with Adherence to Physical Exercise in Patients with Chronic Diseases and Older Adults: An Umbrella Review. *Int J Environ Res Public Health, 18* (4), 2023.

Conlon, J. A., Newton, R. U., Tufano, J. J., Banyard, H. G., Hopper, A. J., Ridge, A. J., et al. (2016). Periodization Strategies in Older Adults: Impact on Physical Function and Health. *Medicine and Science in Sports and Exercise, 48*(12), 2426–2436.

Constantini, N. W., & Warren, M. P. (1995). Menstrual dysfunction in swimmers: A distinct entity. *Journal of Clinical Endocrinology and Metabolism, 80*(9), 2740–2744.

Creighton, D. L., Morgan, A. L., Boardley, D., & Brolinson, P. G. (2001). Weight bearing exercise and markers of bone turnover in female athletes. *Journal of Applied Physiology, 90*, 565–570.

Cruz-Jentoft, A. J., Bahat, G., Bauer, J., Boirie, Y., Bruyere, O., Cederholm, T., et al. (2019). Sarcopenia: Revised European consensus on definition and diagnosis. *Age and Ageing, 48*(1), 16–31.

Cullen, D. M., Smith, R. T., & Akhter, M. P. (2001). Bone-loading response varies with strain magnitude and cycle number. *Journal of Applied Physiology, 91*(5), 1971–1976.

DadeMatthews, O. O., Agostinelli, P. J., Neal, F. K., Oladipupo, S. O., Hirschhorn, R. M., Wilson, A. E., et al. (2022). Systematic review and meta-analyses on the effects of whole-body vibration on bone health. *Complementary Therapies in Medicine, 65*, 102811.

Dargent-Molina, P., Favier, F., Grandjean, H., Baudoin, C., Schott, A. M., Hausherr, E., et al. (1996). Fall-related factors and risk of hip fractures: The EPIDOS prospective study. *Lancet, 348*, 145–149.

Dautzenberg, L., Beglinger, S., Tsokani, S., Zevgiti, S., Raijmann, R., Rodondi, N., et al. (2021). Interventions for preventing falls and fall-related fractures in community-dwelling older adults: A systematic review and network meta-analysis. *Journal of the American Geriatrics Society, 69*(10), 2973–2984.

de Bruin, E. D., Schoene, D., Pichierri, G., & Smith, S. T. (2010). Use of virtual reality technique for the training of motor control in the elderly. Some theoretical considerations. *Z Gerontol Geriatr, 43*(4), 229–234.

de Oliveira, R. D. J., de Oliveira, R. G., de Oliveira, L. C., Santos-Filho, S. D., Sá-Caputo, D. C., & Bernardo-Filho, M. (2023). Effectiveness of whole-body vibration on bone mineral density in postmenopausal women: A systematic review and meta-analysis of randomized controlled trials. *Osteoporosis International, 34*(1), 29–52.

de Souto Barreto, P., Rolland, Y., Vellas, B., & Maltais, M. (2019). Association of Long-term Exercise Training With Risk of Falls, Fractures, Hospitalizations, and Mortality in Older Adults: A Systematic Review and Meta-analysis. *JAMA Internal Medicine, 179*(3), 394–405.

DeGoede, K. M., & Ashton-Miller, J. A. (2002). Fall arrest strategy affects peak hand impact force in a forward fall. *Journal of Biomechanics, 35*(6), 843–848.

DePasquale, L., & Toscano, L. (2009). The Spring Scale Test: A reliable and valid tool for explaining fall history. *Journal of Geriatric Physical Therapy (2001), 32*(4), 159–167.

Devasahayam, A. J., Farwell, K., Lim, B., Morton, A., Fleming, N., Jagroop, D., et al. (2023). The effect of reactive balance training on falls in daily life: An updated systematic review and meta-analysis. *medRxiv*, 2022.2001. 2027.22269969.

Dhalwani, N. N., Fahami, R., Sathanapally, H., Seidu, S., Davies, M. J., & Khunti, K. (2017). Association between polypharmacy and falls in older adults: A longitudinal study from England. *British Medical Journal Open, 7*(10), e016358.

Donath, L., & Faude, O. (2022). *Trainingsprinzipien. MSK-Muskuloskelettale Physiotherapie, 26*, 81–85.

Donath, L., Roth, R., Zahner, L., & Faude, O. (2017). Slackline training (balancing over narrow nylon ribbons) and balance performance: A meta-analytical review. *Sports Medicine, 47*, 1075–1086.

Dook, J. E., James, J. E., Henderson, N. K., & Price, R. I. (1996). Exercise and bone mineral density in mature female athletes. *Medicine and Science in Sports and Exercise, 29*(3), 291–296.

Duque, G., Boersma, D., Loza-Diaz, G., Hassan, S., Suarez, H., Geisinger, D., et al. (2013). Effects of balance training using a virtual-reality system in older fallers. *Clinical Interventions in Aging, 8*, 257–263.

DVO. (2017). *Prophylaxe, Diagnostik und Therapie der OSTEOPOROSE bei postmenopausalen Frauen und bei Männern* Stuttgart: Schattauer.

DVO (2023). S3-Leitlinie Prophylaxe, Diagnostik und Therapie derOsteoporose. Dachverband Osteologie.

Ebrahim, S. B., Thompson, P. W., Baskaran, V., & K., E. (1997). Randomized placebo controlled trial of brisk walking in the prevention of postmenopausal osteoporosis. *Age and Aging, 26*, 252–260.

Eggenberger, P., Theill, N., Holenstein, S., Schumacher, V., & de Bruin, E. D. (2015). Multicomponent physical exercise with simultaneous cognitive training to enhance dual-task walking of older adults: A secondary analysis of a 6-month randomized controlled trial with 1-year follow-up. *Clinical Interventions in Aging, 10*, 1711–1732.

Eifler, C. (2022). Marktsituation, Trends und Entwicklungen. In W. Kemmler, M. Fröhlich & C. Eifler (Hrsg.), *Ganzkörper-EMS*. Wiesbaden: Springer Spektrum.

Erben, R. G. (2015). Hypothesis: Coupling between Resorption and Formation in Cancellous bone Remodeling is a Mechanically Controlled Event. *Front Endocrinol (Lausanne), 6*, 82.

Eriksen, E. F. (2010). Cellular mechanisms of bone remodeling. *Reviews in Endocrine & Metabolic Disorders, 11*(4), 219–227.

Eser, P., de Bruin, E. D., Telley, I., Lechner, H. E., Knecht, H., & Stussi, E. (2003). Effect of electrical stimulation-induced cycling on bone mineral density in spinal cord-injured patients. *European Journal of Clinical Investigation, 33*(5), 412–419.

Evans, W. J. (1992). After a fall: Consequences and implications of falls by old people. In B. Vellas, M. Toupet, L. Z. Rubenstein, J. L. Albarede & J. Christen (Hrsg.), *Falls, balance, and gait disorders in the elderly*. Paris: Elsevier.

Eyigor, S., Karapolat, H., Durmaz, B., Ibisoglu, U., & Cakir, S. (2009). A randomized controlled trial of Turkish folklore dance on the physical performance, balance, depression and quality of life in older women. *Archives of Gerontology and Geriatrics, 48*(1), 84–88.

Falagas, M. E., Zarkadoulia, E., & Rafailidis, P. I. (2009). The therapeutic effect of balneotherapy: Evaluation of the evidence from randomised controlled trials. *International Journal of Clinical Practice, 63*(7), 1068–1084.

Feng, C., Adebero, T., DePaul, V. G., Vafaei, A., Norman, K. E., & Auais, M. (2022). A Systematic Review and Meta-Analysis of Exercise Interventions and Use of Exercise Principles to Reduce Fear of Falling in Community-Dwelling Older Adults. *Phys Ther, 102* (1), pzab236.

Fernandez-Arguelles, E. L., Rodriguez-Mansilla, J., Antunez, L. E., Garrido-Ardila, E. M., & Munoz, R. P. (2015). Effects of dancing on the risk of falling related factors of healthy older adults: A systematic review. *Archives of Gerontology and Geriatrics, 60*(1), 1–8.

Fielding, R. A., Vellas, B., Evans, W. J., Bhasin, S., Morley, J. E., Newman, A. B., et al. (2011). Sarcopenia: An undiagnosed condition in older adults. Current consensus definition: Prevalence, etiology, and consequences. International working group on sarcopenia. *J Am Med Dir Assoc, 12* (4), 249–256.

Fratini, A., Bonci, T., & Bull, A. M. (2016). Whole Body Vibration Treatments in Postmeno-pausal Women Can Improve Bone Mineral Density: Results of a Stimulus Focussed Meta-Analysis. *PLoS ONE, 11*(12), e0166774.

Freiberger, E., Haberle, L., Spirduso, W. W., & Zijlstra, G. A. (2012). Long-term effects of three multicomponent exercise interventions on physical performance and fall-related psycho-logical outcomes in community-dwelling older adults: A randomized controlled trial. *Journal of the American Geriatrics Society, 60*(3), 437–446.

Freiberger, E., Menz, H. B., Abu-Omar, K., & Rutten, A. (2007). Preventing falls in physically active community-dwelling older people: A comparison of two intervention techniques. *Gerontology, 53*(5), 298–305.

Friedman, A. W. (2006). Important determinants of bone strength: Beyond bone mineral density. *Journal of Clinical Rheumatology, 12*(2), 70–77.

Fröhlich, M. (2012). Überlegungen zur Trainingswissenschaft. *Sportwissenschaft*, 1–9.

Frost, H. M. (1987). Bone mass and the mechanostat. A proposal. *Anat Rec, 219*, 1–19.

Frost, H. M. (1992). The role of changes in mechanical usage set points in the pathogenesis of osteoporosis. *Journal of Bone and Mineral Research, 7*(3), 253–261.

Frost, H. M. (1997). Defining osteopenias and osteoporoses: Another view (with insights from a new paradigm). *Bone, 20*(5), 385–391.

Frost, H. M. (1999). Changing views about „Osteoporoses" (a 1998 overview). *Osteoporosis International, 10*, 345–352.

Frost, H. M. (2003). Bone's mechanostat: A 2003 update. *The Anatomical Record. Part A, Discoveries in Molecular, Cellular, and Evolutionary Biology, 275*(2), 1081–1101.

Fu, A. S., Gao, K. L., Tung, A. K., Tsang, W. W., & Kwan, M. M. (2015). Effectiveness of Exergaming Training in Reducing Risk and Incidence of Falls in Frail Older Adults With a History of Falls. *Archives of Physical Medicine and Rehabilitation, 96*(12), 2096–2102.

Fu, Q., Vangundy, T. B., Shibata, S., Auchus, R. J., Williams, G. H., & Levine, B. D. (2011). Exercise training versus propranolol in the treatment of the postural orthostatic tachycardia syndrome. *Hypertension, 58*(2), 167–175.

Garber, C. E., Blissmer, B., Deschenes, M. R., Franklin, B. A., Lamonte, M. J., Lee, I. M., et al. (2011). American College of Sports Medicine position stand. Quantity and quality of exercise for developing and maintaining cardiorespiratory, musculoskeletal, and neuromotor fitness in apparently healthy adults: Guidance for prescribing exercise. *Med Sci Sports Exerc, 43* (7), 1334–1359.

Gardner, M. M., Buchner, D. M., Robertson, M. C., & Campbell, A. J. (2001). Practical implementation of an exercise-based falls prevention programme. *Age and Ageing, 30*(1), 77–83.

Gentil, P., Arruda, A., Souza, D., Giessing, J., Paoli, A., Fisher, J., et al. (2017). Is There Any Practical Application of Meta-Analytical Results in Strength Training? *Frontiers in Physiology, 8*, 1.

Giboin, L. S., Gruber, M., & Kramer, A. (2015). Task-specificity of balance training. *Human Movement Science, 44*, 22–31.

Gießing, J. (2008). *HIT-Hochintensitätstraining* Arnsberg: Novagenics-Verlag.

Gomez-Bruton, A., Gonzalez-Aguero, A., Gomez-Cabello, A., Casajus, J. A., & Vicente-Rodriguez, G. (2013). Is bone tissue really affected by swimming? *A systematic review. PLoS One, 8*(8), e70119.

Grabiner, M. D., Crenshaw, J. R., Hurt, C. P., Rosenblatt, N. J., & Troy, K. L. (2014). Exercise-based fall prevention: Can you be a bit more specific? *Exercise and Sport Sciences Reviews, 42*(4), 161–168.

Granacher, U., Gollhofer, A., Hortobagyi, T., Kressig, R. W., & Muehlbauer, T. (2013). The importance of trunk muscle strength for balance, functional performance, and fall prevention in seniors: A systematic review. *Sports Medicine (Auckland, N. Z.), 43*(7), 627–641.

Granacher, U., Muehlbauer, T., Gschwind, Y., Pfenninger, B., & Kressig, R. (2014). Diagnostik und Training von Kraft und Gleichgewicht zur Sturzprävention im Alter. *Zeitschrift für Gerontologie und Geriatrie, 47*(6), 513–526.

Gribbin, J., Hubbard, R., Smith, C., Gladman, J., & Lewis, S. (2009). Incidence and mortality of falls amongst older people in primary care in the United Kingdom. *QJM, 102*(7), 477–483.

Groen, B. E., Smulders, E., de Kam, D., Duysens, J., & Weerdesteyn, V. (2010). Martial arts fall training to prevent hip fractures in the elderly. *Osteoporosis International, 21*(2), 215–221.

Groen, B. E., Weerdesteyn, V., & Duysens, J. (2007). Martial arts fall techniques decrease the impact forces at the hip during sideways falling. *Journal of Biomechanics, 40*(2), 458–462.

Groen, B. E., Weerdesteyn, V., & Duysens, J. (2008). The relation between hip impact velocity and hip impact force differs between sideways fall techniques. *Journal of Electromyography and Kinesiology, 18*(2), 228–234.

Groh, H. (1973). Einige grundsätzliche Fragen zur Muskelkraftmessung. *Sportarzt Sportmed., 11*, 249.

Gross, M., Jansen, C.-P., Blessing, U., Rapp, K., Schwenk, M., Becker, C., et al. (2020). Empfehlungspapier für das körperliche Training zur Sturzprävention als Einzelangebot bei älteren, zu Hause lebenden Menschen. *Physioscience, 16*, 176–183.

Gschwind, Y. J., Kressig, R. W., Lacroix, A., Muehlbauer, T., Pfenninger, B., & Granacher, U. (2013). A best practice fall prevention exercise program to improve balance, strength/power, and psychosocial health in older adults: Study protocol for a randomized controlled trial. *BMC Geriatrics, 13*, 105.

Guiraud, T., Nigam, A., Gremeaux, V., Meyer, P., Juneau, M., & Bosquet, L. (2012). High-intensity interval training in cardiac rehabilitation. *Sports Medicine (Auckland, N. Z.), 42*(7), 587–605.

Guralnik, J. M., Simonsick, E. M., Ferrucci, L., Glynn, R. J., Berkman, L. F., Blazer, D. G., et al. (1994). A short physical performance battery assessing lower extremity function: Association with self-reported disability and prediction of mortality and nursing home admission. *Journal of Gerontology, 49*(2), M85-94.

Haapasalo, H., Kontulainen, S., Sievanen, H., Kannus, P., Jarvinen, M., & Vuori, I. (2000). Exercise-induced bone gain is due to enlargement in bone size without a change in volumetric bone density: A peripheral quantitative computed tomography study of the upper arms of male tennis players. *Bone, 27*(3), 351–357.

Haff, G. G. (2000). Roundtable Discussion: Machines Versus Free Weights. *Strength and Conditioning Journal, 22*(6), 18–30.

Hagberg, J. M., Seals, D. R., Yerg, J. E., Gavin, J., Gingerich, R., Premanchandra, R., et al. (1988). Metabolic responses to exercise in young and older athletes and sedentary men. *Journal of Applied Physiology, 65*(2), 900–908.

Hamed, A., Bohm, S., Mersmann, F., & Arampatzis, A. (2018). Follow-up efficacy of physical exercise interventions on fall incidence and fall risk in healthy older adults: A systematic review and meta-analysis. *Sports Med Open, 4*(1), 56.

Harris, C., DeBeliso, M., Adams, K. J., Irmischer, B. S., & Spitzer Gibson, T. A. (2007). Detraining in the older adult: Effects of prior training intensity on strength retention. *Journal of Strength and Conditioning Research, 21*(3), 813–818.

Heinonen, A., Oja, P., Kannus, P., Sievanen, H., Haapasalo, H., Manttari, A., et al. (1995). Bone mineral density in female athletes representing sports with different loading characteristics of the skeleton. *Bone, 17*(3), 197–203.

Hert, J., Liskova, M., & Landrgot, B. (1969). Influence of the long term continous bone bending on the bone. *Folia Morphol (Praha), 17*(4), 389–399.

Hettchen, M., von Stengel, S., Kohl, M., Murphy, M., Shojaa, M., Ghasemikaram, M., et al. (2021a). Effects of high-intensity aerobic exercise and resistance training on cardiometabolic risk in early-postmenopausal women. 16-week results of the randomized controlled ACTLIFE-ER study. *DZSM, 72*, 28–35.

Hettchen, M., von Stengel, S., Kohl, M., Murphy, M. H., Shojaa, M., Ghasemikaram, M., et al. (2021b). Changes in Menopausal Risk Factors in Early Postmenopausal Osteopenic Women After 13 Months of High-Intensity Exercise: The Randomized Controlled ACTLIFE-RCT. *Clinical Interventions in Aging, 16*, 83–96.

Hettchen, M., Willert, S., von Stengel, S., Kohl, M., & Kemmler, W. (2022). Effects of the „Spinomed active" orthosis on chronic back pain in kyphotic women with osteoporotic vertebral fractures three months and older: A randomized controlled study. *Front Pain Res (Lausanne), 3*, 1038269.

Hinman, R. S., Heywood, S. E., & Day, A. R. (2007). Aquatic physical therapy for hip and knee osteoarthritis: Results of a single-blind randomized controlled trial. *Physical Therapy, 87*(1), 32–43.

Hottenrott, K., & Neumann, G. (2010). *Trainingswissenschaft: Ein Lehrbuch in 14 Lektionen.* Aachen: Meyer&Meyer Verlag.

Hsieh, Y. F., & Turner, C. H. (2001). Effects of loading frequency on mechanically induced bone formation. *Journal of Bone and Mineral Research, 16*(5), 918–924.

Huang, Z. G., Feng, Y. H., Li, Y. H., & Lv, C. S. (2017). Systematic review and meta-analysis: Tai Chi for preventing falls in older adults. *British Medical Journal Open, 7*(2), e013661.

Hwang, H. F., Lee, H. D., Huang, H. H., Chen, C. Y., & Lin, M. R. (2011). Fall mechanisms, bone strength, and hip fractures in elderly men and women in Taiwan. *Osteoporosis International, 22*(8), 2385–2393.

Hwang, P. W., & Braun, K. L. (2015). The Effectiveness of Dance Interventions to Improve Older Adults' Health: A Systematic Literature Review. *Alternative Therapies in Health and Medicine, 21*(5), 64–70.

Jansen, C. P., Gross, M., Kramer-Gmeiner, F., Blessing, U., & s., Becker, C., & Schwenk, M. (2021). Empfehlungspapier für das körperliche Gruppentraining zur Sturzprävention bei älteren, zu Hause lebenden Menschen. Aktualisierung des Empfehlungspapiers der Bundesinitiative Sturzprävention von 2009. *Z Gerontol Geriat, 54*, 229–239.

Jansson, D., Lindberg, A. S., Lundberg, E., Domellof, M., & Theos, A. (2022). Effects of Resistance and Endurance Training Alone or Combined on Hormonal Adaptations and Cytokines in Healthy Children and Adolescents: A Systematic Review and Meta-analysis. *Sports Med Open, 8*(1), 81.

Jarvinen, T. L., Kannus, P., Sievanen, H., Jolma, P., Heinonen, A., & Jarvinen, M. (1998). Randomized controlled study of effects of sudden impact loading on rat femur. *Journal of Bone and Mineral Research, 13*(9), 1475–1482.

Jepsen, D. B., Thomsen, K., Hansen, S., Jorgensen, N. R., Masud, T., & Ryg, J. (2017). Effect of whole-body vibration exercise in preventing falls and fractures: A systematic review and meta-analysis. *British Medical Journal Open, 7*(12), e018342.

Jepsen, D., Ryg, J., Hansen, S. Jørgensen, N.R., Gram, J., T. Masud, T. (2019). The combined effect of Parathyroid hormone (1–34) and whole-body Vibration exercise in the treatment of postmenopausal OSteoporosis (PaVOS study): a randomized controlled trial. *Osteoporosis International, 30*(9), 1827–1836

Johnson, L. G., Kraemer, R. R., Haltom, R., Kraemer, G. R., Gaines, H. E., & Castracane, V. D. (1997). Effects of estrogen replacement therapy on dehydroepiandrosterone, dehydroepiandrosterone sulfate, and cortisol responses to exercise in postmenopausal women. *Fertility and Sterility, 68*(5), 836–843.

Judex, S., & Zernicke, R. F. (2000a). Does the mechanical milieu associated with high-speed running lead to adaptive changes in diaphyseal growing bone? *Bone, 26*(2), 153–159.

Judex, S., & Zernicke, R. F. (2000b). High-impact exercise and growing bone: Relation between high strain rates and enhanced bone formation. *Journal of Applied Physiology, 88*(6), 2183–2191.

Kaiser, S., Schoene, D., Jakob, F., Shojaa, M., Kohl, M., von Stengel, S., et al. (2023). Efficacy of physical activity and exercise interventions in patients with osteoporosis receiving pharmaceutic therapy with denosumab, romosozumab, abaloparatide or teriparatide. A systematic review. *SM Journal of Orthopedics (mdpi), submitted.*

Kanis, J. A., Johnell, O., Oden, A., Johansson, H., & McCloskey, E. (2008). FRAX and the assessment of fracture probability in men and women from the UK. *Osteoporosis International, 19*(4), 385–397.

Kanis, J. A., Norton, N., Harvey, N. C., Jacobson, T., Johansson, H., Lorentzon, M., et al. (2021). SCOPE 2021: A new scorecard for osteoporosis in Europe. *Archives of Osteoporosis, 16*(1), 82.

Kast, S., Shojaa, M., Kohl, M., von Stengel, S., Gosch, M., Jakob, F., et al. (2022). Effects of different exercise intensity on bone mineral density in adults: A comparative systematic review and meta-analysis. *Osteoporos Int. 33* (8),1643-1657.

Kato, T., Terashima, T., Yamashita, T., Hatanaka, Y., Honda, A., & Umemura, Y. (2006). Effect of low-repetition jump training on bone mineral density in young women. *J Appl Physiol (1985), 100* (3), 839–843.

Kelley, G. A., Kelley, K. S., & Kohrt, W. M. (2012). Effects of ground and joint reaction force exercise on lumbar spine and femoral neck bone mineral density in postmenopausal women: A meta-analysis of randomized controlled trials. *BMC Musculoskeletal Disorders, 13*, 177.

Kemmler, W., Bebenek, M., Kohl, M., & Von Stengel, S. (2015a). Exercise and fractures in postmenopausal women. Final results of the controlled Erlangen Fitness and Osteoporosis Prevention Study (EFOPS). *Osteoporos Int, 26* (10), 2491–2499.

Kemmler, W., Bebenek, M., Kohl, M., & Von Stengel, S. (2015b). Körperliches Training, Fraktur und Knochendichte. Finale Ergebnisse der Erlanger Fitness und Osteoporose-Präventions-Studie (EFOPS). *Osteologie, 24* (3), 175–182.

Kemmler, W., Beeskow, C., Pintag, R., von Stengel, S., Weineck, J., Hensen, J., et al. (2004a). Umsetzung moderner trainingswissenschaftlicher Erkenntnisse in ein knochenanaboles Training für früh-postmenopausale Frauen - Die Erlanger Fitness und Osteoporose Präventions Studie (EFOPS). *Osteologie, 13*(2), 65–77.

Kemmler, W., Eifler, C., & Fröhlich, M. (2022). *Ganzkörper-Elektromyostimulation: Effekte, Limitationen, Perspektiven einer innovativen Trainingsmethode.* Heidelberg: Springer-Spektrum.

Kemmler, W., Engelke, K., & Von Stengel, S. (2012a). Ganzkörper-Elektromyostimulation zur Prävention der Sarkopenie bei einem älteren Risikokollektiv. *Die TEST-III Studie. DZSM, 63*(12), 16–23.

Kemmler, W., Engelke, K., & von Stengel, S. (2016). Long-Term Exercise and Bone Mineral Density Changes in Postmenopausal Women-Are There Periods of Reduced Effectiveness? *Journal of Bone and Mineral Research, 31*(1), 215–222.

Kemmler, W., Fröhlich, M., Ludwig, O., Eifler, C., von Stengel, S., Willert, S., et al. (2023). Position statement and updated international guideline for safe and effective whole-body electromyostimulation training-the need for common sense in WB-EMS application. *Frontiers in Physiology, 14*, 1174103.

Kemmler, W., Fröhlich, M., Pieter, A., & Mayerl, J. (2020). Evidenz und Evidenzbasierte Praxis. In M. Fröhlich, J. Mayerl, A. Pieter & W. Kemmler (Hrsg.), *Einführung in die Methoden, Methodologie und Statistik im Sport.* Berlin: Springer Nature.

Kemmler, W., Haberle, L., & von Stengel, S. (2013a). Effects of exercise on fracture reduction in older adults : A systematic review and meta-analysis. *Osteoporosis International, 24*(7), 1937–1950.

Kemmler, W., Hettchen, M., Kohl, M., Murphy, M., Bragonzoni, L., Julin, M., et al. (2021a). Detraining Effects on Musculoskeletal Parameters in Early Postmenopausal Osteopenic Women: 3-Month Follow-Up of the Randomized Controlled ACTLIFE Study. *Calcified Tissue International, 109*, 1–11.

Kemmler, W., Kleinoder, H., & Fröhlich, M. (2020b). Editorial: Whole-Body Electromyostimulation: A Training Technology to Improve Health and Performance in Humans? *Frontiers in Physiology, 11*, 523.

Kemmler, W., Kohl, M., Fröhlich, M., Engelke, K., von Stengel, S., & Schoene, D. (2020c). Effects of High Intensity Resistance Training on Fitness and Fatness in Older Men with Osteosarcopenia. *Frontiers in Physiology, 11*, 1014.

Kemmler, W., Kohl, M., Fröhlich, M., Schoene, D., & von Stengel, S. (2021b). Detraining effects after 18 months of high intensity resistance training on osteosarcopenia in older men-Six-month follow-up of the randomized controlled Franconian Osteopenia and Sarcopenia Trial (FrOST). *Bone, 142*, 115772.

Kemmler, W., Kohl, M., Jakob, F., Engelke, K., & von Stengel, S. (2020). Effects of High Intensity Dynamic Resistance Exercise and Whey Protein Supplements on Osteosarcopenia in Older Men with Low Bone and Muscle Mass. Final Results of the Randomized Controlled FrOST Study. *Nutrients, 12* (8), 2341.

Kemmler, W., Lauber, D., Mayhew, D., & Wassermann, A. (2006a). Predicting maximal strength in trained postmenopausal woman. *Journal of Strength and Conditioning Research, 20*(4), 838–842.

Kemmler, W., Lauber, D., Von Stengel, S., & Engelke, K. (2005). Developing maximum strength in older adults - a series of studies. In J. Gießing, M. Fröhlich, & P. Preuss (Hrsg.), *Current results of strength training research* (S. 114–133). Göttingen: Cuvillier Verlag.

Kemmler, W., Lauber, D., Weineck, J., Hensen, J., Kalender, W., & Engelke, K. (2004b). Benefits of 2 years of intense exercise on bone density, physical fitness, and blood lipids in early post-menopausal osteopenic women: Results of the Erlangen Fitness Osteoporosis Prevention Study (EFOPS). *Archives of Internal Medicine, 164*(10), 1084–1091.

Kemmler, W., Shojaa, M., Kohl, M., Schoene, D., & von Stengel, S. (2020e). Dynamisches Krafttraining und Knochendichte an der Lendenwirbelsäule postmenopausaler Frauen. *Osteologie, 29*(03), 194–206.

Kemmler, W., Shojaa, M., Kohl, M., & von Stengel, S. (2020f). Effects of Different Types of Exercise on Bone Mineral Density in Postmenopausal Women: A Systematic Review and Meta-analysis. *Calcified Tissue International, 107*(5), 409–439.

Kemmler, W., & Stengel, V. (2019). The Role of Exercise on Fracture Reduction and Bone Strengthening. In J. Zoladz (Hrsg.), *Muscle and Exercise Physiology* (S. 433–448). London: Academic Press.

Kemmler, W., & von Stengel, S. (2011). Exercise and osteoporosis-related fractures: Perspectives and recommendations of the sports and exercise scientist. *Physician and Sportmedicine, 39*(1), 142–157.

Kemmler, W., & von Stengel, S. (2013). Exercise frequency, health risk factors, and diseases of the elderly. *Archives of Physical Medicine and Rehabilitation, 94*(11), 2046–2053.

Kemmler, W., & von Stengel, S. (2014). Dose-response effect of exercise frequency on bone mineral density in post-menopausal, osteopenic women. *Scandinavian Journal of Medicine and Science in Sports, 24,* 526–534.

Kemmler, W., Von Stengel, S., & Bebenek, M. (2013). Effekte eines Ganzkörper-Elektromyostimulations-Trainings auf die Knochendichte eines Hochrisikokollektivs für Osteopenie . Eine randomisierte Studie mit schlanken und sportlich inaktiven Frauen. *Osteologie, 22* (2), 121–128.

Kemmler, W., von Stengel, S., Engelke, K., Haberle, L., & Kalender, W. A. (2010). Exercise effects on bone mineral density, falls, coronary risk factors, and health care costs in older women: The randomized controlled senior fitness and prevention (SEFIP) study. *Archives of Internal Medicine, 170*(2), 179–185.

Kemmler, W., Von Stengel, S., Schwarz, J., & Mayhew, J. L. (2012b). Effect of whole-body electromyostimulation on energy expenditure during exercise. *Journal of Strength and Conditioning Research, 26*(1), 240–245.

Kemmler, W., Wildt, L., Engelke, K., Pintag, P., Pavel, M., Bracher, B., et al. (2003). Acute Hormonal Responses of a High Impact Physical Exercise Session in Early Postmenopausal Women. *European Journal of Applied Physiology, 90*(1–2), 199–209.

Kemmler, W. K., Lauber, D., Wassermann, A., & Mayhew, J. L. (2006b). Predicting maximal strength in trained postmenopausal woman. *Journal of Strength and Conditioning Research, 20*(4), 838–842.

Kempf, H. D., Streicher, H., Wagner, P., & Fröhlich, M. (2014). Methodisch-didaktische Überlegungen beim Einsatz von Trainingsgeräten. In H. D. Kempf (Hrsg.), *Funktionelles Training mit Hand- und Kleingeräten*. Berlin, Heidelberg: Springer-Verlag.

Kenny, R. A., Rubenstein, L. Z., Martin, F. C., & Tinetti, M. E. (2001). Guideline for the prevention of falls in older persons. American Geriatrics Society, British Geriatrics Society, and American Academy of Orthopaedic Surgeons Panel on Falls Prevention. *J Am Geriatr Soc, 49* (5), 664–672.

Kiel, D. P. (1994). New strategies to prevent hip fracture. *Hospital Practice, 29*(2), 47–54.

Kim, S., Bemben, M. G., Knehans, A. W., & Bemben, D. A. (2015). Effects of an 8-Month Ashtanga-Based Yoga Intervention on Bone Metabolism in Middle-Aged Premenopausal Women: A Randomized Controlled Study. *Journal of Sports Science and Medicine, 14*(4), 756–768.

Kim, Y., Vakula, M. N., Bolton, D. A. E., Dakin, C. J., Thompson, B. J., Slocum, T. A., et al. (2021). Which Exercise Interventions Can Most Effectively Improve Reactive Balance in Older Adults? A Systematic Review and Network Meta-Analysis. *Front Aging Neurosci, 13,* 764826.

Kistler-Fischbacher, M., Weeks, B. K., & Beck, B. R. (2021). The effect of exercise intensity on bone in postmenopausal women (part 2): A meta-analysis. *Bone, 143,* 115697.

Kitagawa, T., Hiraya, K., Denda, T., & Yamamoto, S. (2022). A comparison of different exercise intensities for improving bone mineral density in postmenopausal women with osteoporosis: A systematic review and meta-analysis. *Bone Rep, 17,* 101631.

Klotz, C., Jakob, F., Kohl, M., von Stengel, S., Kerschan-Schindl, K., Lange, U., et al. (2022). Effects of exercise and bisphosphonate-therapy on bone mineral density in healthy women – A systematic review and meta-analysis. *Osteology, 31,* 184–195.

Komisar, V., & Robinovitch, S. N. (2021). The Role of Fall Biomechanics in the Cause and Prevention of Bone Fractures in Older Adults. *Current Osteoporosis Reports, 19*(4), 381–390.

Kontulainen, S., Sievanen, H., Kannus, P., Pasanen, M., & Vuori, I. (2003). Effect of long-term impact-loading on mass, size, and estimated strength of humerus and radius of female racquet-sports players: A peripheral quantitative computed tomography study between young and old starters and controls. *Journal of Bone and Mineral Research, 18*(2), 352–359.

Kraemer, W. J. (1998). *Acute and long term hormonal adaptions to strength training in men and women.* Paper presented at the International Conference on weigthlifting and strength training, Lahti, Finland.

Kraemer, W. J., Gordon, S. E., Fleck, S. J., Marchitelli, L. J., Mello, R., Dziados, J. E., et al. (1991). Endogenous anabolic hormonal and growth factor responses to heavy resistance exercise in males and females. *International Journal of Sports Medicine, 12*(2), 228–235.

Kruisbrink, M., Delbaere, K., Kempen, G., Crutzen, R., Ambergen, T., Cheung, K. L., et al. (2021). Intervention Characteristics Associated With a Reduction in Fear of Falling Among Community-Dwelling Older People: A Systematic Review and Meta-analysis of Randomized Controlled Trials. *The Gerontologist, 61*(6), e269–e282.

Kwok, B. C., & Pua, Y. H. (2016). Effects of WiiActive exercises on fear of falling and functional outcomes in community-dwelling older adults: A randomised control trial. *Age and Ageing, 45*(5), 621–627.

Kyrdalen, I. L., Moen, K., Roysland, A. S., & Helbostad, J. L. (2014). The Otago Exercise Program performed as group training versus home training in fall-prone older people: A randomized controlled Trial. *Physiotherapy Research International, 19*(2), 108–116.

Lamb, S. E., Becker, C., Gillespie, L. D., Smith, J. L., Finnegan, S., Potter, R., et al. (2011). Reporting of complex interventions in clinical trials: Development of a taxonomy to classify and describe fall-prevention interventions. *Trials, 12*, 125.

Lamb, S. E., Jorstad-Stein, E. C., Hauer, K., & Becker, C. (2005). Development of a common outcome data set for fall injury prevention trials: The Prevention of Falls Network Europe consensus. *Journal of the American Geriatrics Society, 53*(9), 1618–1622.

LaMothe, J. M., & Zernicke, R. F. (2004). Rest insertion combined with high-frequency loading enhances osteogenesis. *Journal of Applied Physiology, 96*(5), 1788–1793.

Lanyon, L. E. (1996). Using functional loading to influence bone mass and architecture: Objectives, mechanisms, and relationship with estrogen of the mechanically adaptive process in bone. *Bone, 18*(1 Suppl), 37S-43S.

Lanyon, L. E., & Rubin, C. T. (1984). Static vs. dynamic loads as an influence on bone remodelling. *Journal of Biomechanics, 17*, 897–905.

Larsson, B. A. M., Johansson, L., Johansson, H., Axelsson, K. F., Harvey, N., Vandenput, L., et al. (2021). The timed up and go test predicts fracture risk in older women independently of clinical risk factors and bone mineral density. *Osteoporosis International, 32*(1), 75–84.

Lasevicius, T., Schoenfeld, B. J., Silva-Batista, C., Barros, T. S., Aihara, A. Y., Brendon, H., et al. (2019). Muscle Failure Promotes Greater Muscle Hypertrophy in Low-Load but Not in High-Load Resistance Training. *J Strength Cond Res. 36* (2), 346-351

Latham, N. K., Anderson, C. S., Lee, A., Bennett, D. A., Moseley, A., Cameron, I. D., et al. (2003). A randomized, controlled trial of quadriceps resistance exercise and vitamin D in frail older people: The Frailty Interventions Trial in Elderly Subjects (FITNESS). *Journal of the American Geriatrics Society, 51*(3), 291–299.

Lauze, M., Martel, D. D., & Aubertin-Leheudre, M. (2017). Feasibility and Effects of a Physical Activity Program Using Gerontechnology in Assisted Living Communities for Older Adults. *Journal of the American Medical Directors Association, 18*(12), 1069–1075.

Lesinski, M., Hortobagyi, T., Muehlbauer, T., Gollhofer, A., & Granacher, U. (2015). Effects of Balance Training on Balance Performance in Healthy Older Adults: A Systematic Review and Meta-analysis. *Sports Medicine (Auckland, N. Z.), 45*(12), 1721–1738.

Leung, K. S., Li, C. Y., Tse, Y. K., Choy, T. K., Leung, P. C., Hung, V. W., et al. (2014). Effects of 18-month low-magnitude high-frequency vibration on fall rate and fracture risks in 710 community elderly-a cluster-randomized controlled trial. *Osteoporosis International, 25*(6), 1785–1795.

Li, F., Fisher, K. J., Harmer, P., & McAuley, E. (2005). Falls self-efficacy as a mediator of fear of falling in an exercise intervention for older adults. *Journals of Gerontology. Series B, Psychological Sciences and Social Sciences, 60*(1), P34-40.

Li, F., Harmer, P., Eckstrom, E., Ainsworth, B. E., Fitzgerald, K., Voit, J., et al. (2021). Efficacy of exercise-based interventions in preventing falls among community-dwelling older persons with cognitive impairment: Is there enough evidence? An updated systematic review and meta-analysis. *Age and Ageing, 50*(5), 1557–1568.

Li, J. X., Xu, D. Q., & Hong, Y. (2009). Changes in muscle strength, endurance, and reaction of the lower extremities with Tai Chi intervention. *Journal of Biomechanics, 42*(8), 967–971.

Liu-Ambrose, T., Davis, J. C., Best, J. R., Dian, L., Madden, K., Cook, W., et al. (2019). Effect of a Home-Based Exercise Program on Subsequent Falls Among Community-Dwelling High-Risk Older Adults After a Fall: A Randomized Clinical Trial. *JAMA, 321*(21), 2092–2100.

Lord, S. R., Sherrington, C., & Hicks, C. (2021a). Epidemiology of falls and fall-related injuries. *Falls in older people: Risk factors, strategies for prevention and implications for practice, 3,* 3–22.

Lord, S. R., Sherrington, C., & Naganathan, V. (2021). *Falls in Older People.* Cambridge: University Press.

Lurie, J. D., Zagaria, A. B., Ellis, L., Pidgeon, D., Gill-Body, K. M., Burke, C., et al. (2020). Surface Perturbation Training to Prevent Falls in Older Adults: A Highly Pragmatic. *Randomized Controlled Trial. Phys Ther, 100*(7), 1153–1162.

Ma, D., Wu, L., & He, Z. (2013). Effects of walking on the preservation of bone mineral density in perimenopausal and postmenopausal women: A systematic review and meta-analysis. *Menopause, 20*(11), 1216–1226.

Maimoun, L., Georgopoulos, N. A., & Sultan, C. (2014). Endocrine disorders in adolescent and young female athletes: Impact on growth, menstrual cycles, and bone mass acquisition. *Journal of Clinical Endocrinology and Metabolism, 99*(11), 4037–4050.

Maimoun, L., & Sultan, C. (2009). Effect of physical activity on calcium homeostasis and calciotropic hormones: A review. *Calcified Tissue International, 85*(4), 277–286.

Mangione, K. K., Miller, A. H., & Naughton, I. V. (2010). Cochrane review: Improving physical function and performance with progressive resistance strength training in older adults. *Physical Therapy, 90*(12), 1711–1715.

Marmeleira, J. F., Pereira, C., Cruz-Ferreira, A., Fretes, V., Pisco, R., & Fernandes, O. M. (2009). Creative dance can enhance proprioception in older adults. *Journal of Sports Medicine and Physical Fitness, 49*(4), 480–485.

Martinez-Aldao, D., Diz, J. C., Varela, S., Sanchez-Lastra, M. A., & Ayan, C. (2020). Impact of a five-month detraining period on the functional fitness and physical activity levels on active older people. *Archives of Gerontology and Geriatrics, 91,* 104191.

Martinez-Carbonell Guillamon, E., Burgess, L., Immins, T., Martinez-Almagro Andreo, A., & Wainwright, T. W. (2019). Does aquatic exercise improve commonly reported predisposing risk factors to falls within the elderly? *A systematic review. BMC geriatrics, 19*(1), 1–16.

Martyn-St James, M., & Carroll, S. (2011). Effects of different impact exercise modalities on bone mineral density in premenopausal women: A meta-analysis. *Journal of Bone and Mineral Metabolism, 28*(3), 251–267.

Mattle, M., Chocano-Bedoya, P. O., Fischbacher, M., Meyer, U., Abderhalden, L. A., Lang, W., et al. (2020). Association of Dance-Based Mind-Motor Activities With Falls and Physical Function Among Healthy Older Adults: A Systematic Review and Meta-analysis. *JAMA Network Open, 3*(9), e2017688.

Matwejew, L. P. (1978). *Periodisierung des sportlichen Trainings.* Berlin: Barthels & Wernitz.

McCloskey, E. V., Johansson, H., Oden, A., Austin, M., Siris, E., Wang, A., et al. (2012). Denosumab reduces the risk of osteoporotic fractures in postmenopausal women, particularly in those with moderate to high fracture risk as assessed with FRAX. *Journal of Bone and Mineral Research, 27*(7), 1480–1486.

McCrum, C., Bhatt, T. S., Gerards, M. H. G., Karamanidis, K., Rogers, M. W., Lord, S. R., et al. (2022). Perturbation-based balance training: Principles, mechanisms and implementation in clinical practice. *Front Sports Act Living, 4,* 1015394.

McDonald, F., Yettram, A. L., & MacLeod, K. (1994). The response of bone to external loading regimes. *Medical Engineering & Physics, 16*, 384–397.

McLeod, K. A., Jones, M. D., Thom, J. M., & Parmenter, B. J. (2022). Resistance Training and High-intensity Interval Training Improve Cardiometabolic Health in High Risk Older Adults: A Systematic Review and Meta-anaylsis. *International Journal of Sports Medicine, 43*(3), 206–218.

McLeod, K. J., & Rubin, C. T. (1992). Sensitivity of the bone remodeling response to the frequency of applied strain. *Trans Orthop Res Soc, 17*, 533.

Means, K. M., Rodell, D. E., & O'Sullivan, P. S. (2005). Balance, mobility, and falls among community-dwelling elderly persons: Effects of a rehabilitation exercise program. *American Journal of Physical Medicine and Rehabilitation, 84*(4), 238–250.

Merom, D., Mathieu, E., Cerin, E., Morton, R. L., Simpson, J. M., Rissel, C., et al. (2016). Social Dancing and Incidence of Falls in Older Adults: A Cluster Randomised Controlled Trial. *PLoS Medicine, 13*(8), e1002112.

Mikos, M., Winnicki, K., Henry, B. M., & Sanchis-Gomar, F. (2021). Link between cardiovascular disease and the risk of falling: A comprehensive review of the evidence. *Pol Arch Intern Med, 131*(4), 369–376.

Milanovic, Z., Covic, N., Helge, E. W., Krustrup, P., & Mohr, M. (2022). Recreational Football and Bone Health: A Systematic Review and Meta-analysis. *Sports Medicine (Auckland, N. Z.), 52*(12), 3021–3037.

Mirelman, A., Herman, T., Brozgol, M., Dorfman, M., Sprecher, E., Schweiger, A., et al. (2012). Executive function and falls in older adults: New findings from a five-year prospective study link fall risk to cognition. *PLoS ONE, 7*(6), e40297.

Mirelman, A., Rochester, L., Maidan, I., Del Din, S., Alcock, L., Nieuwhof, F., et al. (2016). Addition of a non-immersive virtual reality component to treadmill training to reduce fall risk in older adults (V-TIME): A randomised controlled trial. *Lancet, 388*(10050), 1170–1182.

Moayyeri, A. (2008). The association between physical activity and osteoporotic fractures: A review of the evidence and implications for future research. *Annals of Epidemiology, 18*(11), 827–835.

Mockel, L., Bartneck, M., & Mockel, C. (2020). Risk of falls in postmenopausal women treated with romosozumab: Preliminary indices from a meta-analysis of randomized, controlled trials. *Osteoporos Sarcopenia, 6*(1), 20–26.

Modaberi, S., Saemi, E., Federolf, P. A., & van Andel, S. (2021). A Systematic Review on Detraining Effects after Balance and Fall Prevention Interventions. *J Clin Med, 10* (20), 4656.

Mohebbi, R., Shojaa, M., Kohl, M., von Stengel, S., Jakob, F., Kerschan-Schindl, K., et al. (2023). Exercise training and bone mineral density in postmenopausal women: An updated systematic review and meta-analysis of intervention studies with emphasis on potential moderators. *Osteoporosis International, 34* (7), 1145-1178.

Mohr, M., Helge, E. W., Petersen, L. F., Lindenskov, A., Weihe, P., Mortensen, J., et al. (2015). Effects of soccer vs swim training on bone formation in sedentary middle-aged women. *European Journal of Applied Physiology, 115*(12), 2671–2679.

Montero-Alia, P., Miralles-Basseda, R., Lopez-Jimenez, T., Munoz-Ortiz, L., Jimenez-Gonzalez, M., Prat-Rovira, J., et al. (2019). Controlled trial of balance training using a video game console in community-dwelling older adults. *Age and Ageing, 48*(4), 506–512.

Montero-Odasso, M., van der Velde, N., Martin, F. C., Petrovic, M., Tan, M. P., Ryg, J., et al. (2022). World guidelines for falls prevention and management for older adults: A global initiative. *Age Ageing, 51* (9), afac205.

Montgomery, G. J., Abt, G., Dobson, C. A., Evans, W. J., Aye, M., & Ditroilo, M. (2020). A 12-month continuous and intermittent high-impact exercise intervention and its effects on bone mineral density in early postmenopausal women: A feasibility randomized controlled trial. *Journal of Sports Medicine and Physical Fitness, 60*(5), 770–778.

Moon, Y., & Sosnoff, J. J. (2017). Safe Landing Strategies During a Fall: Systematic Review and Meta-Analysis. *Archives of Physical Medicine and Rehabilitation, 98*(4), 783–794.

Moreira, L., Fronza, F. C., dos Santos, R. N., Teixeira, L. R., Kruel, L. F., & Lazaretti-Castro, M. (2013). High-intensity aquatic exercises (HydrOS) improve physical function and reduce falls among postmenopausal women. *Menopause, 20*(10), 1012–1019.

Morone, G., Paolucci, T., Luziatelli, S., Iosa, M., Piermattei, C., Zangrando, F., et al. (2016). Wii Fit is effective in women with bone loss condition associated with balance disorders: A randomized controlled trial. *Aging Clinical and Experimental Research, 28*(6), 1187–1193.

Morrison, S., Colberg, S. R., Parson, H. K., Neumann, S., Handel, R., Vinik, E. J., et al. (2016). Walking-Induced Fatigue Leads to Increased Falls Risk in Older Adults. *Journal of the American Medical Directors Association, 17*(5), 402–409.

Mosley, J. R., & Lanyon, L. E. (1998). Strain rate as a controlling influence on adaptive modeling in response to dynamic loading of the ulna in growing male rats. *Bone, 23*(4), 313–318.

Muehlbauer, T., Besemer, C., Wehrle, A., Gollhofer, A., & Granacher, U. (2012a). Relationship between strength, power and balance performance in seniors. *Gerontology, 58*(6), 504–512.

Muehlbauer, T., Roth, R., Bopp, M., & Granacher, U. (2012b). An exercise sequence for progression in balance training. *Journal of Strength and Conditioning Research, 26*(2), 568–574.

Nagle, K. B., & Brooks, M. A. (2011). A Systematic Review of Bone Health in Cyclists. *Sports Health, 3*(3), 235–243.

Neer, R. M., Arnaud, C. D., & Zanchetta, J. R. (2001). Effect of parathyroid hormone (1–34) on fractures and bone mineral density in postmenopausal women with osteoporosis. *New England Journal of Medicine, 344*, 1434–1441.

Newman, A. B., Kupelian, V., Visser, M., Simonsick, E. M., Goodpaster, B. H., Kritchevsky, S. B., et al. (2006). Strength, but not muscle mass, is associated with mortality in the health, aging and body composition study cohort. *Journals of Gerontology. Series A, Biological Sciences and Medical Sciences, 61*(1), 72–77.

Nilsson, J., & Thorstenssen, A. (1989). Ground reaction forces at different speeds of human walking and running. *Acta Physiologica Scandinavica, 136*, 217–227.

Nørgaard, J. E., Andersen, S., Ryg, J., Stevenson, A. J. T., Andreasen, J., Oliveira, A. S., et al. (2023). Effect of Treadmill Perturbation-Based Balance Training on Fall Rates in Community-Dwelling Older Adults: A Randomized Clinical Trial. *JAMA Network Open, 6*(4), e238422.

Nyman, S. R., & Victor, C. R. (2011). Older people's recruitment, sustained participation, and adherence to falls prevention interventions in institutional settings: A supplement to the Cochrane systematic review. *Age and Ageing, 40*(4), 430–436.

Nyman, S. R., & Victor, C. R. (2012). Older people's participation in and engagement with falls prevention interventions in community settings: An augment to the Cochrane systematic review. *Age and Ageing, 41*(1), 16–23.

O'Connor, J. A., & Lanyon, L. E. (1982). The influence of strain rate on adaptive bone remodelling. *J Biomechanics, 15*(10), 767–781.

Obermayer-Pietsch, B., & Schwetz, V. (2016). Biochemical markers of bone metabolism and their importance. *Zeitschrift fur Rheumatologie, 75*(5), 451–458.

Okubo, Y., Duran, L., Delbaere, K., Sturnieks, D. L., Richardson, J. K., Pijnappels, M., et al. (2022). Rapid Inhibition Accuracy and Leg Strength Are Required for Community-Dwelling Older People to Recover Balance From Induced Trips and Slips: An Experimental Prospective Study. *Journal of Geriatric Physical Therapy (2001), 45*(3), 160–166.

Okubo, Y., Osuka, Y., Jung, S., Rafael, F., Tsujimoto, T., Aiba, T., et al. (2016). Walking can be more effective than balance training in fall prevention among community-dwelling older adults. *Geriatrics & Gerontology International, 16*(1), 118–125.

Okubo, Y., Schoene, D., Caetano, M. J., Pliner, E. M., Osuka, Y., Toson, B., et al. (2021). Stepping impairment and falls in older adults: A systematic review and meta-analysis of volitional and reactive step tests. *Ageing Research Reviews, 66*, 101238.

Okubo, Y., Schoene, D., & Lord, S. R. (2017). Step training improves reaction time, gait and balance and reduces falls in older people: A systematic review and meta-analysis. *British Journal of Sports Medicine, 51*(7), 586–593.

Okubo, Y., & Sturnieks, D. L. (2021). Volitional and Reactive Step Training. *Falls in Older People: Risk Factors, Strategies for Prevention and Implications for Practice*, Cambridge: University Press.

Olmedillas, H., Gonzalez-Aguero, A., Moreno, L. A., Casajus, J. A., & Vicente-Rodriguez, G. (2012). Cycling and bone health: A systematic review. *BMC Medicine, 10*, 168.

Paclikova, A., Struhar, I., Kotkova, & Balousová, D. N. (2021). Impact of electromyostimulation and resistance training on bone mineral density in woman at risk of osteoporosis. *Journal of Physical Education and Sport Sciences 6* (1), 69–79.

Pai, Y. C., Bhatt, T., Yang, F., & Wang, E. (2014). Perturbation training can reduce community-dwelling older adults' annual fall risk: A randomized controlled trial. *Journals of Gerontology. Series A, Biological Sciences and Medical Sciences, 69*(12), 1586–1594.

Parkkari, J., Kannus, P., Palvanen, M., Natri, A., Vainio, J., Aho, H., et al. (1999). Majority of hip fractures occur as a result of a fall and impact on the greater trochanter of the femur: A prospective controlled hip fracture study with 206 consecutive patients. *Calcified Tissue International, 65*(3), 183–187.

Pauwels, F. (1973). *Atlas zur Biomechanik der gesunden und der kranken Hüfte*. Berlin: Heidelberg, New York.

Payette, M. C., Belanger, C., Leveille, V., & Grenier, S. (2016). Fall-Related Psychological Concerns and Anxiety among Community-Dwelling Older Adults: Systematic Review and Meta-Analysis. *PLoS ONE, 11*(4), e0152848.

Pel, J., Bagheri, J., Van Dam, L., Van Den Berg-Emons, H., Horemans, H., Stam, H., et al. (2009). Platform accelerations of three different whole-body vibration devices and the transmission of vertical vibrations to the lower limbs. *Medical Engineering & Physics, 31*(8), 937–944.

Pfeifer, M., Begerow, B., & Minne, H. W. (2004). Effects of a new spinal orthosis on posture, trunk strength, and quality of life in women with postmenopausal osteoporosis: A randomized trial. *American Journal of Physical Medicine and Rehabilitation, 83*(3), 177–186.

Pfeifer, M., Kohlwey, L., Begerow, B., & Minne, H. W. (2011). Effects of two newly developed spinal orthoses on trunk muscle strength, posture, and quality-of-life in women with postmenopausal osteoporosis: A randomized trial. *American Journal of Physical Medicine and Rehabilitation, 90*(10), 805–815.

Podsiadlo, D., & Richardson, S. (1991). The timed „Up & Go": A test of basic functional mobility for frail elderly persons. *Journal of the American Geriatrics Society, 39*(2), 142–148.

Ponzano, M., Gibbs, J. C., Adachi, J. D., Ashe, M. C., Cheung, A. M., Hill, K. D., et al. (2021). Exploring Fear of Falling and Exercise Self-Efficacy in Older Women With Vertebral Fractures. *Journal of Aging and Physical Activity, 29*(2), 219–224.

Ponzano, M., Tibert, N., Brien, S., Funnell, L., Gibbs, J. C., Keller, H., et al. (2023). International consensus on the non-pharmacological and non-surgical management of osteoporotic vertebral fractures. *Osteoporosis Int*ernational *34* (6),1065-1074.

Preisinger, E., Alacamlioglu, Y., Pils, K., Bosina, E., Metka, M., Schneider, B., et al. (1996). Exercise therapy for osteoporosis: Results of a randomised controlled trial. *British Journal of Sports Medicine, 30*(3), 209–212.

Puustjarvi, K., Nieminen, J., Rasanen, T., Hyttinen, M., Helminen, H. J., Kroger, H., et al. (1999). Do more highly organized collagen fibrils increase bone mechanical strength in loss of mineral density after one-year running training? *Journal of Bone and Mineral Research, 14*(3), 321–329.

Qin, Y. X., Lam, H., Ferreri, S., & Rubin, C. (2010). Dynamic skeletal muscle stimulation and its potential in bone adaptation. *Journal of Musculoskeletal and Neuronal Interactions, 10*(1), 12–24.

Qin, Y. X., Rubin, C. T., & McLeod, K. J. (1998). Nonlinear dependance of loading intensity and cycle number in the maintenance of bone mass and morphology. *Journal of Orthopaedic Research, 16*, 482–489.

Raab-Cullen, D. M., Akhter, M. P., Kimmel, D. B., & Recker, R. R. (1994). Bone response to alternate-day mechanical loading of the rat tibia. *Journal of Bone and Mineral Research, 9*(2), 203–211.

Rapp, K., Freiberger, E., Todd, C., Klenk, J., Becker, C., Denkinger, M., et al. (2014). Fall incidence in Germany: Results of two population-based studies, and comparison of retrospective and prospective falls data collection methods. *BMC Geriatrics, 14*, 105.

Rauber, A., & Kopsch, F. (1987). *Anatomie des Menschen*. Stuttgart: Thieme.

Raymond, M. J., Bramley-Tzerefos, R. E., Jeffs, K. J., Winter, A., & Holland, A. E. (2013). Systematic review of high-intensity progressive resistance strength training of the lower limb compared with other intensities of strength training in older adults. *Archives of Physical Medicine and Rehabilitation, 94*(8), 1458–1472.

Reid, K. F., & Fielding, R. A. (2012). Skeletal muscle power: A critical determinant of physical functioning in older adults. *Exercise and Sport Sciences Reviews, 40*(1), 4–12.

Rittweger, J. (2022). Whole Body Vibration as an Exercise Modality to Prevent Sarcopenia and Osteoporosis. In *Osteoporotic Fracture and Systemic Skeletal Disorders*. Heidelberg, New York: Springer-Verlag.

Ritzmann, R., Gollhofer, A., & Kramer, A. (2013). The influence of vibration type, frequency, body position and additional load on the neuromuscular activity during whole body vibration. *European Journal of Applied Physiology, 113*(1), 1–11.

Robinovitch, S. N., Brumer, R., & Maurer, J. (2004). Effect of the „squat protective response" on impact velocity during backward falls. *Journal of Biomechanics, 37*(9), 1329–1337.

Robinovitch, S. N., Dojnov, A., Komisar, V., Yang, Y., Shishov, N., Yu, Y., et al. (2022). Protective responses of older adults for avoiding injury during falls: Evidence from video capture of real-life falls in long-term care. *Age Ageing, 51* (12), afac273.

Robling, A. G., Burr, D. B., & Turner, C. H. (2000). Partitioning a daily mechanical stimulus into discrete loading bouts improves the osteogenic response to loading. *Journal of Bone and Mineral Research, 15*(8), 1596–1602.

Robling, A. G., Burr, D. B., & Turner, C. H. (2001a). Recovery periods restore mechanosensitivity to dynamically loaded bone. *Journal of Experimental Biology, 204*, 3389–3399.

Robling, A. G., Duijvelaar, K. M., Geevers, J. V., Ohashi, N., & Turner, C. H. (2001b). Modulation of appositional and longitudinal bone growth in the rat ulna by applied static and dynamic force. *Bone, 29*, 105–113.

Robling, A. G., Hinant, F. M., Burr, D. B., & Turner, C. H. (2002). Shorter, more frequent mechanical loading sessions enhance bone mass. *Medicine and Science in Sports and Exercise, 34*(2), 196–202.

Rodrigues, I. B., Ponzano, M., Butt, D. A., Bartley, J., Bardai, Z., Ashe, M. C., et al. (2021). The Effects of Walking or Nordic Walking in Adults 50 Years and Older at Elevated Risk of Fractures: A Systematic Review and Meta-Analysis. *Journal of Aging and Physical Activity, 29*(5), 886–899.

Roshanravan, B., Patel, K. V., Fried, L. F., Robinson-Cohen, C., de Boer, I. H., Harris, T., et al. (2017). Association of Muscle Endurance, Fatigability, and Strength With Functional Limitation and Mortality in the Health Aging and Body Composition Study. *Journals of Gerontology. Series A, Biological Sciences and Medical Sciences, 72*(2), 284–291.

Rubenstein, L. Z. (2006). Falls in older people: Epidemiology, risk factors and strategies for prevention. *Age Ageing, 35 Suppl 2*, ii37-ii41.

Rubin, C., Turner, A. S., Bain, S., Mallinckrodt, C., & McLeod, K. (2001). Anabolism. Low mechanical signals strengthen long bones. *Nature, 412* (6847), 603–604.

Rubin, C. T., & Lanyon, L. E. (1984). Regulation of bone formation by applied dynamic loads. *Journal of Bone and Joint Surgery. American Volume, 66*(3), 397–402.

Rubin, C. T., & Lanyon, L. E. (1985). Regulation of bone mass by mechanical strain magnitude. *Calcified Tissue International, 37*(4), 411–417.

Sabick, M. B., Hay, J. G., Goel, V. K., & Banks, S. A. (1999). Active responses decrease impact forces at the hip and shoulder in falls to the side. *Journal of Biomechanics, 32*(9), 993–998.

Sabo, D., Reiter, A., & Güßbacher, A. (1994). Einfluß von Hochleistungstraining auf den Mineralgehalt des Knochens - DEXA bei Topathleten. *Physikalische Medizin, 4*, 141.

Sambrook, P. N., Cameron, I. D., Chen, J. S., Cumming, R. G., Lord, S. R., March, L. M., et al. (2007). Influence of fall related factors and bone strength on fracture risk in the frail elderly. *Osteoporosis International, 18*(5), 603–610.

Saxon, L. K., Robling, A. G., Alam, I. M., & Turner, C. H. (2005). Mechanosensitivity of the rat skeleton decreases after a long period of loading, but is improved with time off. *Bone, 36*(3), 454–464.

Scharhag-Rosenberger, F., Walitzek, S., Kindermann, W., & Meyer, T. (2012). Differences in adaptations to 1 year of aerobic endurance training: Individual patterns of nonresponse. *Scandinavian Journal of Medicine and Science in Sports, 22*(1), 113–118.

Scheffer, A. C., Schuurmans, M. J., van Dijk, N., van der Hooft, T., & de Rooij, S. E. (2008). Fear of falling: Measurement strategy, prevalence, risk factors and consequences among older persons. *Age and Ageing, 37*(1), 19–24.

Schinzel, E., Kast, S., Kohl, M., von Stengel, S., Jakob, F., Kerschan-Schindl, K., et al. (2023). The effect of aquatic exercise on bone mineral density in older adults. A systematic review and meta-analysis. *Front Physiol 13* (14), 1135663.

Schoene, D., Delbaere, K., & Lord, S. R. (2017). Impaired Response Selection During Stepping Predicts Falls in Older People-A Cohort Study. *Journal of the American Medical Directors Association, 18*(8), 719–725.

Schoene, D., Heller, C., Aung, Y. N., Sieber, C. C., Kemmler, W., & Freiberger, E. (2019). A systematic review on the influence of fear of falling on quality of life in older people: Is there a role for falls? *Clinical Interventions in Aging, 14*, 701–719.

Schoene, D., Valenzuela, T., Toson, B., Delbaere, K., Severino, C., Garcia, J., et al. (2015). Interactive Cognitive-Motor Step Training Improves Cognitive Risk Factors of Falling in Older Adults - A Randomized Controlled Trial. *PLoS ONE, 10*(12), e0145161.

Schoene, D. S., & Sturnieks, D. L. (2021). Cognitive-Motor Interventions and Their Effects on Fall Risk in Older People. *Falls in Older People: Risk Factors, Strategies for Prevention and Implications for Practice.* Cambridge: University Press.

Schumm, A. K., Craige, E. A., Arora, N. K., Owen, P. J., Mundell, N. L., Buehring, B., et al. (2023). Does adding exercise or physical activity to pharmacological osteoporosis therapy in patients with increased fracture risk improve bone mineral density and lower fracture risk? A systematic review and meta-analysis. *Osteoporosis Inte*rnational, *34* (11):1867-1880

Schwan, U. (2010). Krafttraining in der kardiologischen Sporttherapie. *Bewegungstherapie und Gesundheitssport, 26*(3), 104–107.

Scofield, K. L., & Hecht, S. (2012). Bone health in endurance athletes: Runners, cyclists, and swimmers. *Current Sports Medicine Reports, 11*(6), 328–334.

Senn, E. (1994). Grundlagen der positiv-trophischen Wirksamkeit physikalischer Belastung auf normales, osteopenisches und osteoporotisches Knochengewebe. *Physica Medica, 4*, 133–134.

SGB IX. (2019). *Sozialgesetzbuch Neuntes Buch – Rehabilitation und Teilhabe behinderter Menschen: § 64 Ergänzende Leistungen.*

Shaw, C. E., McCully, K. K., & Posner, J. D. (1995). Injuries during the one repetition maximum assessment in the elderly. *Journal of Cardiopulmonary Rehabilitation, 15*(4), 283–287.

Sherrington, C., Fairhall, N., Kwok, W., Wallbank, G., Tiedemann, A., Michaleff, Z. A., et al. (2020). Evidence on physical activity and falls prevention for people aged 65+ years: Systematic review to inform the WHO guidelines on physical activity and sedentary behaviour. *International Journal of Behavioral Nutrition and Physical Activity, 17*(1), 144.

Sherrington, C., Fairhall, N. J., Wallbank, G. K., Tiedemann, A., Michaleff, Z. A., Howard, K., et al. (2019). Exercise for preventing falls in older people living in the community. *Cochrane Database Syst Rev, 1*, CD012424.

Sherrington, C., Lord, S. R., & Close, J. (2008). *Best-practice recommendations for physical activity to prevent falls in older adults: A rapid review. An Evidence Check rapid review brokered by the Sax Institute* (http://www.saxinstitute.org.au) *for the Centre for Health Advancement, NSW Department of Health.*

Sherrington, C., Michaleff, Z. A., Fairhall, N., Paul, S. S., Tiedemann, A., Whitney, J., et al. (2017). Exercise to prevent falls in older adults: An updated systematic review and meta-analysis. *British Journal of Sports Medicine, 51*(24), 1750–1758.

Shigematsu, R., Okura, T., Nakagaichi, M., Tanaka, K., Sakai, T., Kitazumi, S., et al. (2008a). Square-stepping exercise and fall risk factors in older adults: A single-blind, randomized controlled trial. *Journals of Gerontology. Series A, Biological Sciences and Medical Sciences, 63*(1), 76–82.

Shigematsu, R., Okura, T., Sakai, T., & Rantanen, T. (2008b). Square-stepping exercise versus strength and balance training for fall risk factors. *Aging Clinical and Experimental Research, 20*(1), 19–24.

Shojaa, M., von Stengel, V., Kohl, M., Schoene, D., & Kemmler, W. (2020a). Effects of dynamic resistance exercise on Bone Mineral Density in postmenopausal women- A systematic review and meta-analysis with special emphasis to exercise parameters. *Osteo Int, 31*, 1427–1444.

Shojaa, N., von Stengel, S., Schoene, D., Kohl, M., Barone, G., Bragonzoni, L., et al. (2020b). Effect of exercise training on bone mineral density in postmenopausal women: A systematic review and meta-analysis of intervention studies. *Frontiers in Physiology, 11*, 1427–1444.

Sibley, K. M., Thomas, S. M., Veroniki, A. A., Rodrigues, M., Hamid, J. S., Lachance, C. C., et al. (2021). Comparative effectiveness of exercise interventions for preventing falls in older adults: A secondary analysis of a systematic review with network meta-analysis. *Experimental Gerontology, 143*, 111151.

Sievanen, H., Karinkanta, S., Moisio-Vilenius, P., & Ripsaluoma, J. (2014). Feasibility of whole-body vibration training in nursing home residents with low physical function: A pilot study. *Aging Clinical and Experimental Research, 26*(5), 511–517.

Simas, V., Hing, W., Pope, R., & Climstein, M. (2017). Effects of water-based exercise on bone health of middle-aged and older adults: A systematic review and meta-analysis. *Open access Journal of Sports Medicine, 8*, 39–60.

Sinaki, M., Itoi, E., Wahner, H. W., Wollan, P. C., Gelczer, R. K., Mullan, B. P., et al. (2002). Stronger back muscles reduce the incidence of vertebral fractures: A prospective 10 year follow-up of postmenopausal women. *Bone, 30*(6), 836–841.

Skerry, T. M. (1997). Mechanical loading and bone: What sort of exercise is beneficial to the skeleton? *Bone, 20*(3), 179–181.

Souza, D., Barbalho, M., Ramirez-Campillo, R., Martins, W., & Gentil, P. (2020). High and low-load resistance training produce similar effects on bone mineral density of middle-aged and older people: A systematic review with meta-analysis of randomized clinical trials. *Experimental Gerontology, 138*, 110973.

Steele, J., Fisher, J., Giessing, J., & Gentil, P. (2017). Clarity in Reporting Terminology and Definitions of Set End Points in Resistance Training. *Muscle and Nerve, 10*(3), 368–374.

Steib, S., Schoene, D., & Pfeifer, K. (2010). Dose-response relationship of resistance training in older adults: A meta-analysis. *Medicine and Science in Sports and Exercise, 42*(5), 902–914.

Strohacker, K., Fazzino, D., Breslin, W. L., & Xu, X. (2015). The use of periodization in exercise prescriptions for inactive adults: A systematic review. *Prev Med Rep, 2*, 385–396.

Stubbs, B., Perara, G., Koyanagi, A., Veronese, N., Vancampfort, D., Firth, J., et al. (2020). Risk of Hospitalized Falls and Hip Fractures in 22,103 Older Adults Receiving Mental Health Care vs 161,603 Controls: A Large Cohort Study. *Journal of the American Medical Directors Association, 21*(12), 1893–1899.

Sturnieks, D. L. (2021). Biomechanics of Balance and Falling. *Falls in Older People: Risk Factors, Strategies for Prevention and Implications for Practice.* Cambridge: University Press.

Su, Y., Chen, Z., & Xie, W. (2020). Swimming as Treatment for Osteoporosis: A Systematic Review and Meta-analysis. *BioMed Research International, 2020*, 6210201.

Sugiyama, T., Yamaguchi, A., & Kawai, S. (2002). Effects of skeletal loading on bone mass and compensation mechanism in bone: A new insight into the „mechanostat" theory. *Journal of Bone and Mineral Metabolism, 20*, 196–200.

Sun, M., Min, L., Xu, N., Huang, L., & Li, X. (2021). The Effect of Exercise Intervention on Reducing the Fall Risk in Older Adults: A Meta-Analysis of Randomized Controlled Trials. *Int J Environ Res Public Health, 18* (23).

Suominen, H. (1993). Bone mineral density and long term exercise. *Sports Medicine, 16*(5), 316–330.

Suzuki, T., Kim, H., Yoshida, H., & Ishizaki, T. (2004). Randomized controlled trial of exercise intervention for the prevention of falls in community-dwelling elderly Japanese women. *Journal of Bone and Mineral Metabolism, 22*, 602–611.

Sylliaas, H., Idland, G., Sandvik, L., Forsen, L., & Bergland, A. (2009). Does mortality of the aged increase with the number of falls? Results from a nine-year follow-up study. *European Journal of Epidemiology, 24*(7), 351–355.

Taaffe, D. R., Snow-Harter, C., Connolly, D. A., Robinson, T. L., Brown, M. D., & Marcus, R. (1995). Differential effects of swimming versus weight-bearing activity on bone mineral status of eumenorrheic athletes. *Journal of Bone and Mineral Research, 10*(4), 586–593.

Tenforde, A. S., & Fredericson, M. (2011). Influence of sports participation on bone health in the young athlete: A review of the literature. *PM & R : The Journal of Injury, Function, and Rehabilitation, 3*(9), 861–867.

Thomas, S., Mackintosh, S., & Halbert, J. (2010). Does the 'Otago exercise programme'reduce mortality and falls in older adults?: A systematic review and meta-analysis. *Age and Ageing, 39*(6), 681–687.

Tokur, D., Grimmer, M., & Seyfarth, A. (2020). Review of balance recovery in response to external perturbations during daily activities. *Human Movement Science, 69*, 102546.

Toraman, N. F. (2005). Short term and long term detraining: Is there any difference between young-old and old people? *British Journal of Sports Medicine, 39*(8), 561–564.

Tricco, A. C., Thomas, S. M., Veroniki, A. A., Hamid, J. S., Cogo, E., Strifler, L., et al. (2017). Comparisons of Interventions for Preventing Falls in Older Adults: A Systematic Review and Meta-analysis. *JAMA, 318*(17), 1687–1699.

Trombetti, A., Hars, M., Herrmann, F. R., Kressig, R. W., Ferrari, S., & Rizzoli, R. (2011). Effect of music-based multitask training on gait, balance, and fall risk in elderly people: A randomized controlled trial. *Archives of Internal Medicine, 171*(6), 525–533.

Tsang, W. W., & Hui-Chan, C. W. (2004). Effects of exercise on joint sense and balance in elderly men: Tai Chi versus golf. *Medicine and Science in Sports and Exercise, 36*(4), 658–667.

Turner, C. H. (1998). Three rules for bone adaptation to mechanical stimuli. *Bone, 23*(5), 399–407.

Turner, C. H., Forwood, M. R., & Otter, M. W. (1994). Mechanotransduction in bone: Do bone cells act as sensors of fluid flow? *The FASEB Journal, 8*(11), 875–878.

Turner, C. H., Owan, I., & Takano, Y. (1995). Mechanotransduction in bone: Role of strain rate. *American Journal of Physiology. Endocrinology and Metabolism, 269*, E438–E442.

Turner, C. H., & Robling, A. G. (2004). Exercise as an anabolic stimulus for bone. *Current Pharmaceutical Design, 10*(21), 2629–2641.

Umemura, Y., Ishiko, T., Yamauchi, T., Kurono, M., & Mashiko, S. (1997). Five jumps per day increase bone mass and breaking force in rats. *Journal of Bone and Mineral Research, 12*(9), 1480–1485.

Umemura, Y., Sogo, N., & Honda, A. (2002). Effects of intervals between jumps or bouts on osteogenic response to loading. *Journal of Applied Physiology, 93*(4), 1345–1348.

Valenzuela, T., Okubo, Y., Woodbury, A., Lord, S. R., & Delbaere, K. (2018). Adherence to Technology-Based Exercise Programs in Older Adults: A Systematic Review. *Journal of Geriatric Physical Therapy (2001), 41*(1), 49–61.

van der Jagt-Willems, H. C., de Groot, M. H., van Campen, J. P., Lamoth, C. J., & Lems, W. F. (2015). Associations between vertebral fractures, increased thoracic kyphosis, a flexed posture and falls in older adults: A prospective cohort study. *BMC Geriatrics, 15*, 34.

van der Zijden, A. M., Groen, B. E., Tanck, E., Nienhuis, B., Verdonschot, N., & Weerdesteyn, V. (2012). Can martial arts techniques reduce fall severity? An in vivo study of femoral loading configurations in sideways falls. *Journal of Biomechanics, 45*(9), 1650–1655.

Verschueren, S., Bogaerts, A., & E., T. (2017). Vibration Training as Means to Counteract Age-Related Muscle and Bone Loss. In: *Non-Pharmacological Management of Osteoporosis*. Cham: Springer Nature

Visser, M., Goodpaster, B. H., Kritchevsky, S. B., Newman, A. B., Nevitt, M., Rubin, S. M., et al. (2005). Muscle mass, muscle strength, and muscle fat infiltration as predictors of incident mobility limitations in well-functioning older persons. *Journals of Gerontology. Series A, Biological Sciences and Medical Sciences, 60*(3), 324–333.

von Stengel, S., Bebenek, M., Engelke, K., & Kemmler, W. (2015). Whole-Body Electromyostimulation to Fight Osteopenia in Elderly Females: The Randomized Controlled Training and Electrostimulation Trial (TEST-III). *Journal of Osteoporosis, 2015*, 643520.

von Stengel, S., Kemmler, W., Engelke, K., & Kalender, W. A. (2011). Effects of whole body vibration on bone mineral density and falls: Results of the randomized controlled ELVIS study with postmenopausal women. *Osteoporosis International, 22*(1), 317–325.

von Stengel, S., Kemmler, W., Kalender, W. A., Engelke, K., & Lauber, D. (2007). Differential effects of strength versus power training on bone mineral density in postmenopausal women: A 2-year longitudinal study. *Br J Sports Med, 41* (10), 649–655.

von Stengel, S., Kemmler, W., Lauber, D., Weineck, J., Kalender, W. A., & Engelke, K. (2005). Power Training is more Effective than Strength Training to Maintain Bone Mineral Density in Postmenopausal Woman. *Journal of Applied Physiology, 99*(2), 181–188.

Voukelatos, A., Merom, D., Sherrington, C., Rissel, C., Cumming, R. G., & Lord, S. R. (2015). The impact of a home-based walking programme on falls in older people: The Easy Steps randomised controlled trial. *Age and Ageing, 44*(3), 377–383.

Wang, Q., Jiang, X., Shen, Y., Yao, P., Chen, J., Zhou, Y., et al. (2020). Effectiveness of exercise intervention on fall-related fractures in older adults: A systematic review and meta-analysis of randomized controlled trials. *BMC Geriatrics, 20*(1), 322.

Wayne, P. M., Walsh, J. N., Taylor-Piliae, R. E., Wells, R. E., Papp, K. V., Donovan, N. J., et al. (2014). Effect of tai chi on cognitive performance in older adults: Systematic review and meta-analysis. *Journal of the American Geriatrics Society, 62*(1), 25–39.

Weatherholt, A. M., & Warden, S. J. (2016). Tibial Bone Strength is Enhanced in the Jump Leg of Collegiate-Level Jumping Athletes: A Within-Subject Controlled Cross-Sectional Study. *Calcified Tissue International, 98*(2), 129–139.

Weber, M., Belala, N., Clemson, L., Boulton, E., Hawley-Hague, H., Becker, C., et al. (2018). Feasibility and Effectiveness of Intervention Programmes Integrating Functional Exercise into Daily Life of Older Adults: A Systematic Review. *Gerontology, 64*(2), 172–187.

Weerdesteyn, V., Groen, B. E., van Swigchem, R., & Duysens, J. (2008). Martial arts fall techniques reduce hip impact forces in naive subjects after a brief period of training. *Journal of Electromyography and Kinesiology, 18*(2), 235–242.

Wehner, C., Blank, C., Arvandi, M., Wehner, C., & Schobersberger, W. (2021). Effect of Tai Chi on muscle strength, physical endurance, postural balance and flexibility: A systematic review and meta-analysis. *BMJ Open Sport & Exercise Medicine, 7*(1), e000817.

Weineck, J. (2010). *Sportbiologie*. Erlangen: Spitta Verlag.

Weineck, J. (2019). *Optimales Training.* Erlangen: Spitta-Verlag.

Weineck, J., Kemmler, W., & Fröhlich, M. (2022). Trainingsziele, -inhalte, -mittel und -methoden im Sport. In A. Güllich & M. Krüger (Hrsg.), *Bewegung, Training, Leistung und Gesundheit.* Berlin, Heidelberg, Germany: Springer.

Wells, G. A., Hsieh, S. C., Zheng, C., Peterson, J., Tugwell, P., & Liu, W. (2022). Risedronate for the primary and secondary prevention of osteoporotic fractures in postmenopausal women. *Cochrane Database Syst Rev, 5,* CD004523.

Werle, J., & Klein, I. (1994). Zur Analyse ambulanter Bewegungsangebote für Osteoporose-Patienten. *Mobiles Leben, 6*(1), 23–29.

Weston, K. S., Wisloff, U., & Coombes, J. S. (2013). High-intensity interval training in patients with lifestyle-induced cardiometabolic disease: A systematic review and meta-analysis. *Br J Sports Med, 48* (16),1227-34. https://doi.org/10.1136/bjsports-2013-092576

WHO. (1993). Consensus development conference: Diagnosis, prophylaxis, and treatment of osteoporosis. *American Journal of Medicine, 94*(6), 646–650.

WHO. (1994). *Assessment of osteoporotic fracture risk and its application to screening for postmenopausal osteoporosis.* (Technical Report Series no. 843). Geneva: World Health Organization.

Wijlhuizen, G. J., de Jong, R., & Hopman-Rock, M. (2007). Older persons afraid of falling reduce physical activity to prevent outdoor falls. *Preventive Medicine, 44*(3), 260–264.

Winser, S. J., Tsang, W. W., Krishnamurthy, K., & Kannan, P. (2018). Does Tai Chi improve balance and reduce falls incidence in neurological disorders? A systematic review and meta-analysis. *Clinical Rehabilitation, 32*(9), 1157–1168.

Xu, D., Hong, Y., Li, J., & Chan, K. (2004). Effect of tai chi exercise on proprioception of ankle and knee joints in old people. *British Journal of Sports Medicine, 38*(1), 50–54.

Yamada, M., Higuchi, T., Nishiguchi, S., Yoshimura, K., Kajiwara, Y., & Aoyama, T. (2013). Multitarget stepping program in combination with a standardized multicomponent exercise program can prevent falls in community-dwelling older adults: A randomized, controlled trial. *Journal of the American Geriatrics Society, 61*(10), 1669–1675.

Yang, Y., Wang, K., Liu, H., Qu, J., Wang, Y., Chen, P., et al. (2022). The impact of Otago exercise programme on the prevention of falls in older adult: A systematic review. *Frontiers in Public Health, 10,* 953593.

Yu, X., Wu, X., Hou, G., Han, P., Jiang, L., & Guo, Q. (2021). The Impact of Tai Chi on Motor Function, Balance, and Quality of Life in Parkinson's Disease: A Systematic Review and Meta-Analysis. *Evid Based Complement Alternat Med, 2021,* 6637612.

Zhao, R., Bu, W., & Chen, X. (2019). The efficacy and safety of exercise for prevention of fall-related injuries in older people with different health conditions, and differing intervention protocols: A meta-analysis of randomized controlled trials. *BMC Geriatrics, 19*(1), 341.

Zheng, X., Wu, X., Liu, Z., Wang, J., Wang, K., Yin, J., et al. (2021). The Influences of Tai Chi on Balance Function and Exercise Capacity among Stroke Patients: A Meta-Analysis. *Evid Based Complement Alternat Med, 2021,* 6636847.

Zhong, D., Xiao, Q., Xiao, X., Li, Y., Ye, J., Xia, L., et al. (2020). Tai Chi for improving balance and reducing falls: An overview of 14 systematic reviews. *Annals of Physical and Rehabilitation Medicine, 63*(6), 505–517.

Zhu, K., Devine, A., Lewis, J. R., Dhaliwal, S. S., & Prince, R. L. (2011). " „Timed up and go" test and bone mineral density measurement for fracture prediction. *Archives of Internal Medicine, 171*(18), 1655–1661.

Zitzmann, A. L., Shojaa, M., Kast, S., Kohl, M., von Stengel, S., Borucki, D., et al. (2022). The effect of different training frequency on bone mineral density in older adults. A comparative systematic review and meta-analysis. *Bone, 154,* 116230.

Zourdos, M. C., Klemp, A., Dolan, C., Quiles, J. M., Schau, K. A., Jo, E., et al. (2016). Novel Resistance Training-Specific Rating of Perceived Exertion Scale Measuring Repetitions in Reserve. *Journal of Strength and Conditioning Research, 30*(1), 267–275.

Stichwortverzeichnis

The manufacturer's authorised representative in the EU is Springer
Nature Customer Service Centre GmbH, Europaplatz 3, 69115 Heidelberg,
Germany. If you have any concerns regarding our products, please
contact ProductSafety@springernature.com

Printed and bound by CPI Group (UK) Ltd, Croydon, CR0 4YY

28/04/2026

02098540-0007